欧米人とはこんなに違った

日本人の「体質」

科学的事実が教える正しいがん・生活習慣病予防

奥田昌子　著

ブルーバックス

カバー装幀／芦澤泰偉・児崎雅淑
本文デザイン／土方芳枝
本文図版／さくら工芸社
著者エージェント／アップルシード・エージェンシー

はじめに

本書を手に取ってくださった皆さん、健康を守るために日頃から心がけていることはありますか。テレビで見た健康法を続けている人も少なくないでしょう。そんな皆さんにクイズです。次の三つのなかに間違った健康法があります。わかりますか？

①骨を強くするために牛乳や乳製品をつとめて摂取している
②筋肉をつけて基礎代謝を上げるため、ジムに通い始めた
③糖尿病予防やダイエットのために炭水化物（糖質）をひかえている

じつは、すべて間違いです。正確に言うと欧米人には有効でも、日本人には効果が期待できません。

いつまでも健康で若々しくありたいと願う気持ちに国境はありませんが、欧米の健康法が日本人にも同じように効くとは限りません。日本人と欧米人は体質が違うからです。

日本は青い海という自然の境界で他国と隔てられ、そこに暮らす日本人は他の人種と交じり合う機会が多くありませんでした。このことが、固有の言語、習慣、食生活、美意識、信仰をはぐくみ、欧米はもとより、アジアの他の地域とも違う独自の文化が花開きました。そして、長い歳月のうちに日本人の体も独自の変化をとげました。とくに欧米人とくらべると、髪や肌、瞳の色などの外見だけでなく、筋肉のつきかたや脂肪の質、体温、食物の消化吸収力、アルコールの分解力、インスリンの量、腸内環境など、さまざまな点で違いが生じています。

詳しくは本文で説明しますが、人の体質は、遺伝子によって決まり、基本的に一生変わらない部分と、生活習慣やストレス、食生活や運動などの環境要因によって変わる部分がからみあってできています。日本人と欧米人は異なる遺伝子を受け継ぎ、異なる環境要因のもとで生きてきました。こうして作られた日本人の体質は、当然ながら欧米人の体質とは違います。体質が違えば、病気のなりやすさや発症のしかたが変わり、そうなると日頃の健康法や病気の予防法、そして治療法も同じというわけにはいきません。

米国にはさまざまな国から移民を受け入れてきた歴史があるため、それぞれの人種に最善の医療を提供するための人種差医療という考え方があります。これに対して日本では、人種による体質の違いが広く取り上げられることはありませんでした。人種差の視点から書かれた医学書もほとんどなかったと思います。日本には他の人種の人が少ないので、人種の違いを意識せずにきたからでしょう。また、比較的データが集まりやすい欧米白人とは対照的に、日本人の体質の特徴を解明するには日本で研究を進めるしかなく、これには大変な手間と時間がかかります。なかでも遺伝的素因について、どこがどう違い、その違いにどんな意味があるか明らかにするには、遺伝子情報を迅速かつ正確に分析する技術の開発を待たねばなりませんでした。

大きな転機となったのがゲノム解析技術の急速な進歩です。２００３年、人間の全遺伝情報が解読されました。このとき使われたＤＮＡはおもに欧米人のものでしたが、その13年後の２０１６年には日本人の標準的な遺伝子配列が明らかになりました。こうして集まり始めた遺伝的素因に関する情報と、それまで地道に進められてきた疫学《えきがく》研究、基礎研究、臨床研究による膨大なデータを結びつけることで、日本人固有の体質や、その体質を背景に発生する病気の全体像が少しずつ見えてきています。

本書では、これらの新しい知識をやさしい言葉で説明しながら、日本で暮らす日本人にとって本当に有効な健康法と病気の予防法について、皆さんと一緒に考えたいと思います。ご自分や、親しい人の身に置き換えて読んでいただけるよう、現代の日本で増えている病気のうち、とくに大切なものを取り上げました。

冒頭の第1部第1章では、体質とは何か、人種によって体質がどれほど違うか、体質の違いがわかると医療がどう変わるかを説明します。続く第2章で、欧米生まれの健康法の何が日本人にとって問題か調べましょう。第2部では、生活習慣の変化にともなって増え続ける生活習慣病に目を向け、日本人が糖尿病（第3章）、高血圧（第4章）、脂質異常症と動脈硬化（第5章）の発症と進行を食い止めるのに必要な正しい知識を明らかにします。どんな点が欧米人と異なるのでしょうか。そして第3部では、日本人の死因第1位を占める悪性新生物（がん）をどこまで予防できるか（第6章）考えたのち、日本に昔から多い胃がん（第7章）、近年増えた大腸がん（第8章）、そして急増する女性の乳がん（第9章）に注目します。

本書は第1章という入り口をくぐると、健康法の部屋が1つと、さまざまな病気に関する7つの部屋が並んだ構成になっています。どの部屋からのぞいても構いませんが、とくに遺伝的素因に関する知識のなかには、始めに基本をしっかり押さえておいたほうがよいものがあります。まずは第1章に目を通していただくと、本書全体がぐっと理解しやすくなるはずです。民族や人種の体質を知ることは、その集団の暮らしと伝統、ものの考えかたを知ることでもあります。日本人は何を食べ、どんな生活を送り、何を大切に生きてきたのでしょうか。そんな日本人がこれからも健康でいるために、守るべき習慣、変えるべき習慣は何でしょう。本書を読み進むうちに、きっと納得できる答えが見つかります。

ではさっそくページをめくって、第1部第1章「欧米人と日本人は体質が違う」に進みましょう。

欧米人とはこんなに違った 日本人の「体質」● もくじ

「体質」とは何でしょうか？ 体質は遺伝的素因とさまざまな環境要因がからみあってできており、人種によって大きく異なります。「日本人が作り上げてきた体質」を知らなければ、健康に気を使っているつもりでも、きちんとした効果は得られません。

第2部 生活習慣病の新常識……53

糖尿病、高血圧、脂質異常症……生活習慣病の増加が問題になっていますが、その発症にも日本人固有の体質がかかわっています。間違った知識で、病気を悪化させてしまうこともあるので要注意！　気をつけなければならないポイントを押さえましょう。

第3章 糖尿病……54

第4章 高血圧…80

第5章 脂質異常症と動脈硬化…106

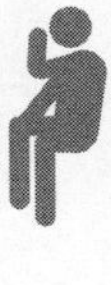
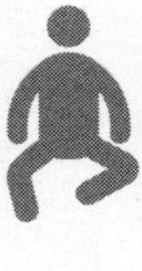

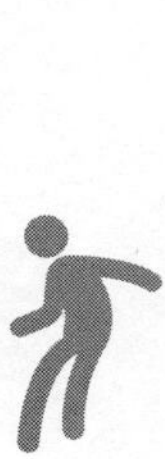

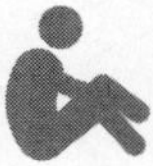

第1部

体質を知れば常識が変わる

「体質」とは何でしょうか？　体質は遺伝的素因とさまざまな環境要因がからみあってできており、人種によって大きく異なります。「日本人が作り上げてきた体質」を知らなければ、健康に気を使っているつもりでも、きちんとした効果は得られません。

第1章 欧米人と日本人は体質が違う

体質とは何か

体質とは何でしょう。じつは「体質」という言葉は最近の医学書には登場しません。昔はその人の体に本来備わった特徴を「体の性質＝体質」と呼んでいました。たとえば虚弱体質といえば、顔色が悪く、やせて体力がなくて、病気になりやすい人のことです。質の一字だけを使って、ちょっと優雅に「蒲柳《ほりゅう》之《の》質《しつ》」と言うこともありました。蒲柳はカワヤナギやネコヤナギの別名で、木が柔らかく、秋になると他の樹木より早く葉がハラハラと散り始めることから、虚弱体質を蒲柳にたとえるようになったようです。

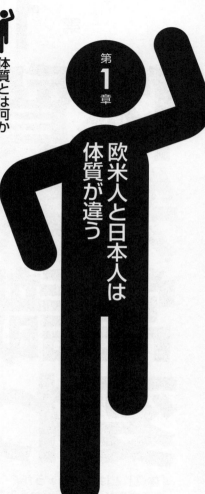

蒲柳之質の反対に、体が丈夫で頑健であれば「松柏之質《しょうはくのしつ》」です。こちらは松やヒノキ、サワラなどの常緑樹のこと。冬もずっと葉を茂らせていることから、丈夫な体を指して使われるようになりました。

体は誰にとっても大切で身近なものなので、体質の話は頻繁に会話にのぼります。

「酒が飲めない体質だから、いつもノンアルコールにしてるんだ」

「あのサプリ、脂肪が燃えやすい体質になるんだって」

体質という言葉を使わないこともあります。

「アボカドはなんか合わないみたいで、食べたあとで胃がもたれる感じがするんだよね」

「あの子、なんべんでもインフルエンザ拾ってくるの。主人も子供のころそうだったらしいから、そういうたちみたい」

言い換えると、自分はアボカドが食べられない体質だ、うちの子はインフルエンザにかかりやすい体質だ、ということです。

さて、冒頭で書いたように体質がその人の体に本来備わった特徴のことであるなら、一生を通じて変わらないはずです。しかし実際には、これまでなんともなかった人が突然花粉症になった、ランニングに打ち込むようになったら風邪を引かなくなった、というように、体質が変わったとしか考えられない現象が起こります。生まれもったものが変わるなんて、そんなことがあるのでしょうか？
では、ここで辞書を引いてみましょう。『大辞泉』は体質をこう定義しています。

たい－しつ【体質】

1　からだの性質。遺伝的素因と環境要因との相互作用によって形成される、個々人の総合的な性質。「風邪をひきやすい体質」「特異体質」

2　団体・組織などがもつ、性質や特徴。「日本人の体質に合わない思想」

2は1の意味を人間集団や組織にあてはめたものですから、ここでは1の定義を見てください。「からだの性質」は良いとして、注目してもらいたいのが「遺伝的素因と環境要因との相互作用によって形成される」という部分です。体質というと、生まれつき備わった遺伝的素因だけに目を向けがちですが、環境要因も体質に大きな影響をおよぼすと考えられていることがわかります。

ここでいう環境要因は、食生活、喫煙、気候、細菌やウイルス、紫外線、運動、ストレス、睡眠など、体に影響を与えうるすべてのできごとと行動を含みます。じつは、この定義は、病気が起きる原因について昔から医学者たちが考えてきたものと同じなのです。

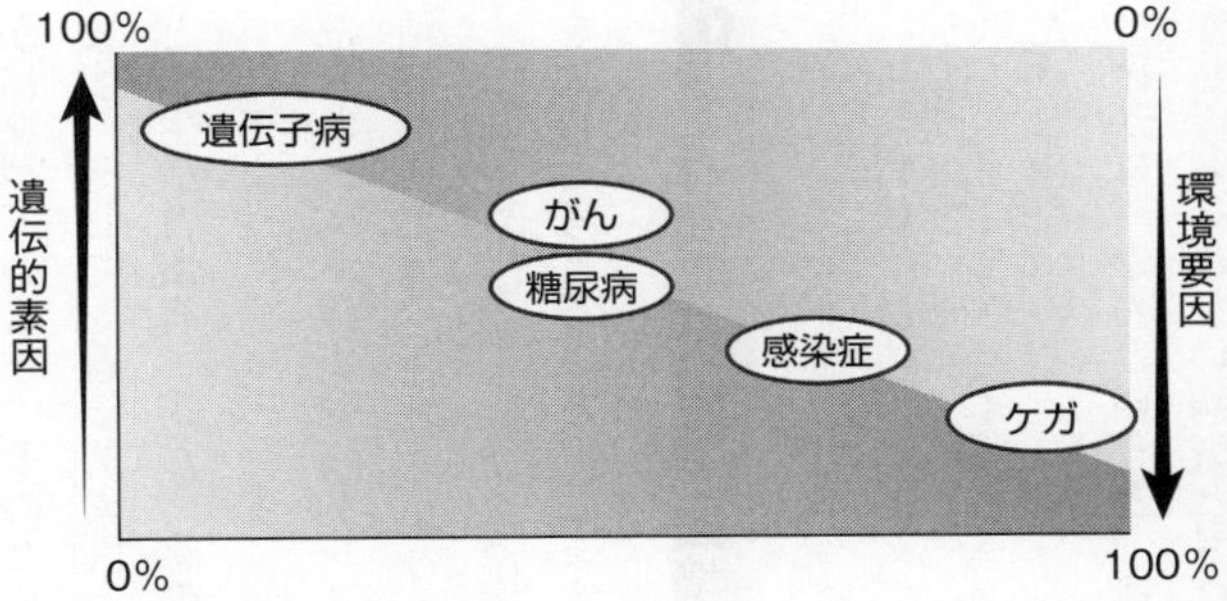

図１−１　遺伝的素因と環境要因

病気の発生には遺伝的素因と環境要因がさまざまな割合で影響をおよぼす。左上に記された病気ほど遺伝的素因の影響が強く、右下に近づくにつれて環境要因の影響が強まる。

図１−１を見てください。これは医学・医療分野の学生が必ず学ぶ、古典的な模式図です。病気の発生には、遺伝的素因と環境要因がさまざまな割合で関係することが描かれています。図の左上に近いほど遺伝的素因の影響が強く、逆に右下に近づくにつれて環境要因の影響が強まります。このなかで遺伝的素因が大きな原因となって発生するのが遺伝子病、環境要因の影響が大きいのが骨折などのケガです。

遺伝子病は遺伝子の異常により発生する病気のことです。筋ジストロフィー、血友病、家族性高コレステロール血症などが有名ですが、遺伝子の異常は突然変異で起きることもあるので、親から受け継いだとは限りません。

また、骨折のうち、骨がもろくなって発生する骨粗鬆症は遺伝的素因がかなりの部分を占めることが明らかになっています。そのため、高齢者の転倒による骨折に限っては、もっと左に寄った位置にきます。そして、遺伝的素因と、生活習慣を含む環境要因の両方が発生に影響するのが、糖尿病などの生活習慣病、がん、感染症です。

このように病気の発生にかかわる体質にも、遺伝子によって決まり、基本的に一生変わらない部分と、生活環境やストレス、食生活や運動などの生活習慣によって変わる部分があり、日常生活においては、これらをひっくるめて、ばくぜんと「体質」と呼んでいます。そのため本書でも、「遺伝的素因と環境要因との相互作用によって形成される、その人の体が持つ性質と特徴」を体質と考えることにします。

体質には遺伝と環境がからみあう

さて、この図1－1を見ていると、こんな疑問が浮かびませんか。

「生活習慣病は遺伝に加えて生活習慣が関係するっていうのはわかるけど、がんはよくわからない。それに感染症に遺伝なんてあるんだろうか。たまたま悪い細菌やウイルスが体に入ったってだけじゃないの？」

確かに、がんというと、遺伝をのぞけば何となく運が悪くて発症するイメージがあります。しかし、おそろしい病気とされるがんも、始めは1個の小さながん細胞に過ぎません。それが細胞分裂を繰り返しながら大きくなって、次第に病気としてのがんの症状があらわれます。ところが体の中にがん細胞が生まれても、全員ががんという病気を発症するわけではないのです。なぜでしょうか。

これは感染症も同様です。身近な例としてインフルエンザで考えてみましょう。冬になるとインフルエンザが流行しますね。ところが不思議なことに、毎年のようにインフルエンザになる人がいるかと思えば、生まれてから一度もかかったことがない人もいます。インフルエンザワクチンは有効ですし、うがいや手洗い、マスクの着用も重要です。しかし、これらの対策をしっかりおこなっても感染しやすい人がいるのです。結核やエイズ（ＨＩＶ）も同じで、細菌やウイルスなどの病原体に接触しても、すべての人が感染するとは限りません。ここに関係するのが遺伝的素因です。[*1-1]

近年、病原体の感染しやすさにかかわる遺伝子が次々に見つかっています。たとえば２０１５年には、８番染色体に存在する、ある遺伝子に変異が起きると結核菌に感染しやすくなることが示されました。

ここで簡単に説明しておくと、８番染色体とは染色体につけられた番号で、遺伝子の住所のようなものです。個人の遺伝情報が記録されたＤＮＡは細長い糸のような構造をしています。これが複雑に折りたたまれ、８番染色体を含む22組の常染色体と、１組の性染色体に分かれた状態で、全身にある37兆個の細胞一個一個に入っています。この研究から、8番染色体の、ある遺伝子に小さな突然変異が起きて遺伝情報が書き換えられると、結核菌に感染しやすくなるだけでなく、症状も起きやすいことがわかりました。[*1-2] 遺伝子変異は遺伝子の一部にキズがつくことと考えてください。

このように、感染症の発症にも遺伝子変異を含む遺伝的素因が関係することが明らかになってきています。しかし、ここが肝心なのですが、この遺伝子に変異が起きたら全員が結核に感染するかというと、これまた、そうではないのです。あくまでも「発症する可能性が高くなる」だけです。これは感染症だけでなく、がんや生活習慣病でも見られる現象で、その理由はいくつかあります。

まず、たいていの病気には複数の遺伝子が関係しており、遺伝子変異が1ヵ所で起きただけで病気が発生するのはまれです。また、体には、がん化した細胞や、体に入り込んだ病原体を、殺したり、体の外に追い出したりする防衛機能があります。この機能にも遺伝的素因にもとづく個人差があるので、同じように危険にさらされても誰もが病気になるわけではありません。

そして、もう一つが遺伝子の発現の問題です。「遺伝子の発現」というのは、ちょっととっつきにくい表現ですが、ここでは、「遺伝子が実際に作用するかどうか」と考えてください。じつは、遺伝子に書き込まれた遺伝情報がどうであっても、その遺伝子が必ずしも作用するとは限らないことがわかっています。

例として一卵性双生児で考えてみましょう。一卵性双生児はまったく同じ遺伝子を持っているので、顔もそっくりなら、同じような病気になりやすいといわれています。しかし実際には、年齢を重ねるにつれて二人の見た目や、受ける印象がかなり違ってくることが珍しくありません。また実際に調査したところ、二人そろって同じ病気になる確率は意外なほど低かったのです。詳しくは第6章で説明します。

なぜこんなことが起きるかと言うと、じつは遺伝子にはスイッチがあって、生活習慣を含む多くの環境要因がスイッチを入れたり切ったりすることで遺伝子の作用を調整しているからです。この仕組みを「エピジェネティクス」と呼び、病気の発症にも大きな影響をおよぼします。病気と関連する遺伝的素因を両親から受け継いでいても、成長してから遺伝子にキズがついても、何らかの環境要因が病気の発生にブレーキをかけてくれれば病気になることはないのです。[*1-3/1-4]

図１-２に、遺伝子に起きる変化を絵で示しました。

先に書いたように、一人一人の遺伝情報はＤＮＡという物質に記録されています。ＤＮＡは細長い糸のような構造で、そこに、その人を特徴づけるさまざまな情報が並んでいます。ここでは、遺伝子をロボットであらわしました。かつては、親から受け継いだ遺伝子は、一生変わることなく体内で作用し続けると考えられていました。しかし、生まれもった遺伝子に変異が起き

1）親から受け継いだ遺伝子は、一生変わることなく体内で作用し続けると考えられていたが、生まれもった遺伝子にキズがついて、その作用が変わることがある（遺伝子変異）。

変異した遺伝子

2）また、環境要因の影響を受けて、遺伝子の作用が強まったり弱まったりすることもある（エピジェネティクス）。遺伝子変異によって病気になりやすい遺伝子ができても、遺伝子の作用が弱まれば病気になることはない。

環境要因の影響で
作用が弱まった

3）エピジェネティクスにより不都合なオン、オフが起きても、遺伝子そのものが変わってしまったわけではないので、環境要因を変えることで、作用が元に戻ることがある。

環境要因の
変化
作用が
戻った!

図1-2　遺伝子変異とエピジェネティクス

て、その作用が変わり、病気になりやすい遺伝子ができてしまうことがあります（図上：黒いロボット）。

その一方で、環境要因の影響を受けて遺伝子の作用が強まったり弱まったりするのがエピジェネティクスという現象です。遺伝子変異によって病気になりやすい遺伝子ができても、その遺伝子のスイッチがオンにならない限り、病気になることはありません（図中：黒いロボット）。また、遺伝子に不都合なオン、オフが起きたとしても、遺伝子そのものが変わってしまったわけではないので、遺伝子に影響を与える環境要因を変えることで、オン、オフを元に戻し、病気を予防ないし治療できる可能性があります（図下）。

遺伝子変異も、エピジェネティクスによる遺伝子のオン、オフも、一生続いたり、そのまま子孫に伝わったりすることがあります。大切なことは繰り返し説明しますので、ここでは、こんなことが起きるということだけ理解しておいてください。

病気にも「お国柄」がある

どんな遺伝子を受け継ぎ、どんな環境要因のもとで暮らしているかは一人一人違い、こうやって作られた体質によって個人の病気のなりやすさが決まります。

このとき、よく似た遺伝的素因と環境要因を持つ人が大勢いると、個人を超えた人の集団においても、病気のかかりやすさについて共通の傾向があらわれます。その集団の中で結婚する人が多ければ同じ遺伝的素因を持つ人の割合が高くなりますし、人と人の結びつきが強ければ生活習慣も似かよったものになるでしょう。とくに、社会的な理由から排他的な民族や、日本のように自然の境界によって他国と隔てられた国では、こういう傾向が強くなります。

その結果、同じ病気でも、国や人種によって発症率や原因、症状などに大きな違いが生まれました。たとえば日本は皮膚がんが世界で最も少ない国の一つで、皮膚がんが非常に多いオーストラリアやニュージーランドとくらべると発症率が100分の1しかありません。その一方でアトピー性皮膚炎は先進国に多いとされ、同じ黄色人種で比較しても日本は韓国や香港の3倍くらい多く、フランス、オーストラリア、米国と肩を並べます。

また、先ほど登場した結核も日本で発症が多いことが知られています。結核には、途上国に多い病気というイメージがありますが、日本の発症率は現在でも欧米の4倍高くなっています。そして、血液のがんといわれる慢性白血病にも違いがあります。慢性白血病には慢性骨髄性白血病と慢性リンパ性白血病があり、このうち慢性リンパ性白血病のほうが、ずっとおとなしい病気です。欧米では、おとなしい慢性リンパ性白血病が大部分なのに対し、残念ながら、日本は慢性骨髄性白血病が9対1と圧倒的に多いのです。

この逆が多発性硬化症です。脳や脊髄、視神経のあちこちに病巣ができて、神経の情報がスムーズに伝わらなくなり、さまざまな症状が出現する病気です。こちらは欧米白人に多く、北欧には発症率が日本より20倍以上高い地域があります。また、最近よく聞くようになった潰瘍性大腸炎も、もとは北欧を中心とする欧米に多い病気でした。日本でも発症率が上がってはいますが、現在も米国の半分以下です。

消化器系のがんの発症率も国によって明らかに違います。世界保健機関（ＷＨＯ）が発表した『世界がん報告２０１４（World Cancer Report 2014）』によると、日本の人口が世界人口に占める割合が１・８％であるのに対し、肺がんの発症数は世界の５・２％、肝臓がんは４・６％、そして胃がんは11・３％を占めています。

つまり日本は、胃がん、肺がん、肝臓がんになる人が多い国なのです。日本を含む東アジアは胃がんが世界一多い地域として知られ、発症率は北米のなんと7倍。その中でも、とくに発症率が高い国の一つが日本です。これにはピロリ菌の感染が関係しています。ピロリ菌は欧米人やアフリカ人にも感染しますが、欧米のピロリ菌と東アジアのピロリ菌は種類が違い、欧米型はあまり胃がんを起こしません。詳しくは第7章で取り上げます。

肝臓がんも同様です。図１－３は、２０１２年にあらたに肝臓がんと診断された人を、暮らす地域別に分けて、全体に占める割合を円グラフで示したものです。これを見るとわかるように、世界の肝臓がんの４分の３が、中国とインド、そして日本を含む東アジア、中央アジアで発生し

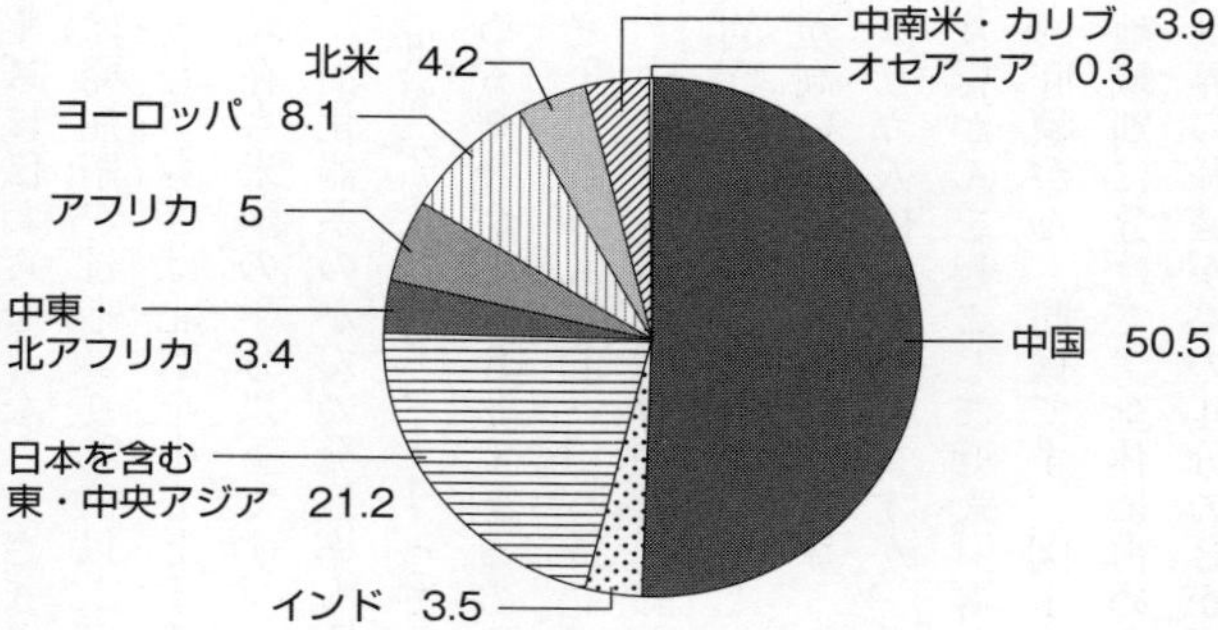

図1-3 世界であらたに肝臓がんと診断された人の地域別割合

2012年に世界であらたに肝臓がんと診断された78万2000人の、暮らす地域別の割合。世界の肝臓がんの4分の3が中国とインド、そして日本を含む東・中央アジアで発生している。（『WHO世界がん報告2014』より改変）

ています。この地域は肝臓がんの原因になる肝炎ウイルスに感染している人が多いからです。

エピジェネティクス研究が進むにつれて、ピロリ菌や肝炎ウイルスが、それぞれどのように胃がんと肝臓がんを起こすかが次第に明らかになってきました。

これらの病原体は感染すると環境要因として働いて、胃がんまたは肝臓がんの発生と関連する遺伝子の作用を強めます。これによって発がんが促され、発生したがん細胞が増殖して、病気としてのがんを発症するのです。

このように環境要因が遺伝子の作用を変えることを、本書では「エピジェネティクス変化」もしくは「エピジェネティクスによる変化」と書くことにします。

米国は人種によって医療が異なる！

このような体質の違いは、日本人と欧米人だけでなく、アフリカ系、ヒスパニック系、インド系、ユダヤ系など、ありとあらゆる人種、民族のあいだで見られます。そうなると、同じ病気だからといって予防法も治療法も同じというわけにはいきません。同じ薬を同じように使っても、効果はもとより、有害な作用のあらわれ方が異なることも考えられるからです。

そのため、移民が多く、「人種のるつぼ」と呼ばれる米国では、人種による体質の違いをふまえて、それぞれの人種に最善の医療を提供するための人種差医療が導入されています。その一つが自分の系統と、家族がかかった病気に関する質問票です。

日本でも、家族がかかった病気について尋ねるのは診察の基本中の基本です。病気のなかには遺伝するものがあるので、その遺伝子を引き継いでいる可能性を考慮しながら診断と治療をおこなうためです。また、一緒に生活している家族は生活習慣が似ていることが多いため、同じ生活習慣病にかかりやすい傾向もあります。

米国では、これに加えて、どんな人種の血を引いているかが大きな情報になります。日本の厚生労働省にあたる米国保健福祉省の疾病予防管理センター（ＣＤＣ）は、市民の協力を得るための大規模なキャンペーンを２００２年に開始しました。[*1-5] 適切な医療を受けるには、人種や系統、家族がかかった病気に関する情報が非常に重要なことを広く知ってもらうための取り組みで、米国医師会や医療機関、民間の医療関連団体も協力して、わかりやすいパンフレットや動画をウェブサイトに掲載しています。

米国で病医院を受診すると、どんな人種や民族の血を引いているか、家族にどんな病気になった人がいるか、記載するよう求められるのはその一環です。また、妊娠を望む人、すでに妊娠している人が受ける出生前遺伝学的スクリーニングでも、よく似た質問票が用意されています。このうち、ある医療関連団体が作成したものは16の質問からなり、冒頭には日本でもよく目にする文章が並んでいます。

「母親になる人は出産予定日に35歳以上になっていますか」

「生まれてくる子の両親の近親者に、ダウン症候群または神経管欠損症と診断された人はいますか」

さらに米国では以下の質問が続きます。

「生まれてくる子の両親のどちらかが、以下の系統を持っていますか。アジア（東南アジア、中国、台湾、フィリピン、インド）、ギリシャ、イタリア、中東。もしそうなら地中海貧血の保因者であるか検査を受けましたか」

「生まれてくる子の両親のどちらかが、ユダヤ系か、フランス系カナダ人ですか。もしそうならテイ・サックス病の保因者であるか検査を受けましたか」

「生まれてくる子の両親のどちらかが、ラテン系か、アフリカ系黒人ですか。もしそうなら鎌状《かまじょう》赤血球症の保因者であるか検査を受けましたか」

ここに出てくる地中海貧血、テイ・サックス病、鎌状赤血球症は、いずれも特定の人種に多く発症する遺伝性の病気です。問診票でわざわざ人種や系統をたずねるのは、その系統の人たちが発症しやすい病気について検査を十分おこない、必要に応じて予防のための措置と、早期治療をほどこすためです。

人種の違いにこだわることは差別につながるのではないかと考える人がいるかもしれませんが、これは科学的な根拠にもとづく人種の区別であって、差別ではない、というのが米国の考え方です。生活習慣病に関しても、たとえば高血圧治療に関連する学会は、アフリカ系米国人はそれ以外の人種より血圧を低くおさえるようすすめています。２００５年には、初めての人種別医薬品として、アフリカ系米国人に限定した心不全治療薬が承認されました。

この人種差医療の先にあるのは、一人一人の体質に合わせた個別化医療です。２０１５年１月、米国のオバマ大統領は一般教書演説をおこない、その中で「精密医療構想（Precision Medicine Initiative)」推進の意欲を示しました。精密医療構想とは、個人の遺伝情報などをもとに、より的確な医療を実施しようというもので、個別化医療とほぼ同じ概念と解釈されています。[*1-6]

精密医療構想が生まれた背景には、遺伝子情報を迅速かつ正確に分析する技術の急速な進歩がありました。2003年に、人間が持つ全遺伝子が解読され、DNAを構成する化合物の配列がすべて判明しました。人間の標準的な遺伝子配列が明らかになったということです。

これを受けて現在は、それぞれの遺伝子が体の中でどういう指令を出していて、体のどういう性質を決めているかに関する研究が精力的に進められています。たとえば、ある病気の患者数千人の遺伝子と、その病気にかかっていない数千人の遺伝子を比較することで、その病気と関連する遺伝子変異を特定できる可能性があります。そうなれば、その遺伝子変異を持つかどうか、言い換えると、その遺伝子に変化が起きているかどうかで、病気のなりやすさを予測できます。将来的には、変異した部分を人工的に修復することで、病気を治せるようになるかもしれません。

また、さまざまな環境要因が、その人の体の、どの機能にどの程度影響を与えるか予測できるようになれば、病気になってから治療するのではなく、健康なうちに適切に手を打つことで病気を予防できるようになるはずです。

日本人のための医療とは?

そのため、現在、米国、英国など世界各地で、できるだけ大勢の人の遺伝子データと医学情報を集めて、さまざまな病気と遺伝子の関連について分析できるようにするためのデータベース作りが進められています。

ところが、ここで大きな問題があります。日本人と欧米人は、遺伝的素因や、生活習慣を含む環境要因が大きく異なるために、欧米でおこなわれた分析結果をそのまま日本人にあてはめることができません。人間の標準的な遺伝子配列が判明しているといっても、おもに欧米人の遺伝子を解析したものです。日本人の遺伝子研究を進めるには、日本人の標準的な遺伝子配列を知ることから始める必要があります。

欧米人の全遺伝子が解読されてから13年後の２０１６年、複数の日本人から採取したＤＮＡをもとに、ようやく日本人の標準的な遺伝子配列が明らかになりました。また、健康な日本人１０７０人の全遺伝子を解析して、どんな遺伝子変異が、どのくらいの頻度で起きているか調べたところ、１０７０人の遺伝子全体の合計約２１００万ヵ所で変異が見つかりました。[*1-7] そのうち白人の遺伝子解析で見つかっていたものは１１００万ヵ所にとどまり、残りは日本人に特有の変化でした。言い換えると、日本人に起きる遺伝子変異の約半分が、日本人固有の変化の可能性があるということです。

さらに正確な情報を得るには、まだ研究が必要ですが、これらの成果を足がかりに、日本人固有の体質や、その体質を背景に発生する病気に関連する遺伝子を突きとめることができれば、日本人のための医療の実現に向けて大きなはずみとなるでしょう。

そのためには日本独自の信頼できるデータベースを作る必要があります。内閣総理大臣が管轄する日本学術会議は、2013年に「100万人ゲノムコホート研究の実施に向けて」という提言をまとめました。世界の先進諸国が50万人規模のデータ収集に取り組むなか、その2倍にあたる100万人のデータを集めようというものです。

ゲノムコホートという難しい名前がついていますが、研究そのものは複雑ではありません。まず健康な人100万人から、遺伝子情報を含む医学的なデータと、生活習慣に関する情報を集めます。そのうえで20年以上にわたって、この人たちがどんな病気を発症し、どんな治療を受け、その効果はどうだったかを観察し、分析するのです。

これにより、どんな遺伝子を持ち、どんな生活習慣を送る人が特定の病気を発症しやすいのか、その逆に、病気になりやすい遺伝子を持つ人が病気にならずにすむような生活習慣はないか、などに関する情報が得られる可能性があります。膨大な時間と手間、そして費用をかけておこなう、まさに国家的な大プロジェクトです。

このゲノムコホート研究の他に、遺伝的素因については調査しないコホート研究もあります。こちらは日本でも数十年前からおこなわれ、多くの成果を上げてきました。本書で取り上げる生活習慣病や、がんの発症には生活習慣が深くかかわっており、生活習慣を改善することで、程度の差こそあれ、これらの病気の発症を予防できると考えられています。

では、具体的にどんな食生活が良いのか、飲酒や喫煙はどこまでなら問題ないのでしょうか。コホート研究では、食生活、喫煙、飲酒、運動などの生活習慣に関する詳しいデータを集めたうえで、長期にわたって、どういう人が、どんな病気を発症するか調べます。その代表が、国立がん研究センター、国立循環器病研究センター、大学、研究機関、医療機関、保健所などが共同で実施する多目的コホート研究（ＪＰＨＣスタディ）です。[*1-8] これは、日本各地に住む約10万人を対象に１９９０年に開始され、現在も継続されている大規模な調査です。本書におさめたデータにも、この多目的コホート研究から得られたものがいくつも入っています。

大勢の人を対象に病気と原因の関連を調べる研究を疫学研究といいます。ゲノムコホート研究もコホート研究もその一部で、これ以外の疫学研究も無数におこなわれています。ここに、人体の機能と病気の原因に関する基礎研究、患者や健康な人を対象とする臨床研究なども加わって、膨大なデータが蓄積されてきました。

日本人の体質の強みと弱みは何でしょう。日本人が健康でいるにはどうしたらよいでしょう。そして日本人に必要な医療は何でしょう。これらの問題に対する答えが少しずつ明らかになってきています。

第2章 日本人、こんな健康法は意味がない

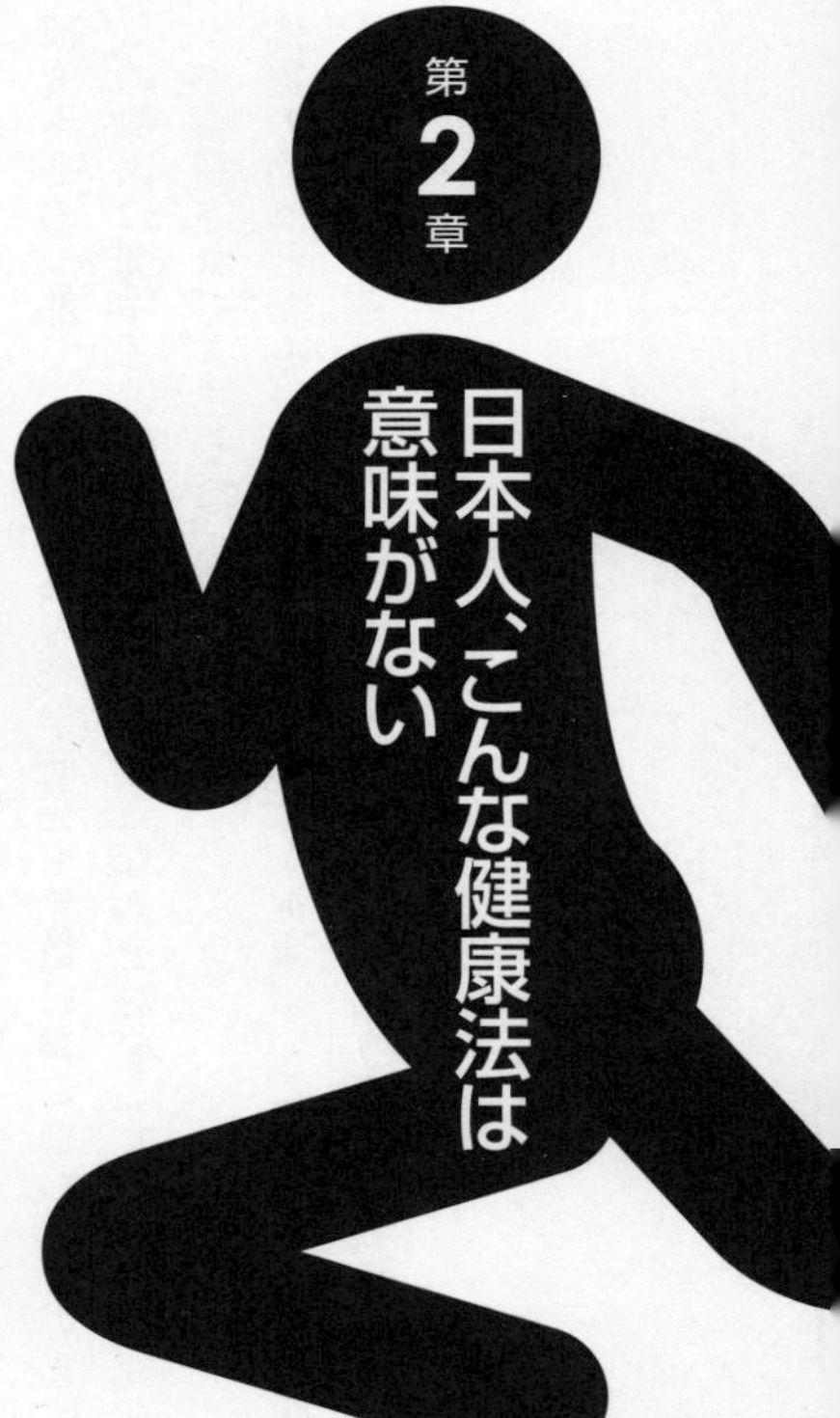

「ヨーグルトで腸をきれいに」「牛乳でカルシウムをしっかり補給」「心臓病予防に赤ワイン」「筋肉をつけて脂肪を燃やしましょう」「酵素が不足しています」「美肌の決め手はコラーゲン」……。

いつまでも健康で若々しくありたいという人々の願いにこたえるかのように、次々に登場する新しい健康法。たいてい、もっともらしい説明がなされ、テレビや雑誌が盛んに取り上げます。店頭で見かけて、つい買ってしまったという人もいるでしょう。

ある食品や習慣に健康効果があるかどうか判断するのは難しいものです。簡単な体操を続けて

いる90歳の高齢者が元気いっぱいだとしても、その運動のおかげで寿命が延びたとは限りません。もともと健康で体力があるから運動を続けていられる可能性もあります。また、実験室で素晴らしい効果が確認されても、それが生きた人間の体内で同じように起きるかどうかは別の話です。

健康効果を医学的に証明するには、第1章で見たコホート研究のように数万人規模の参加者を長期にわたって厳密に観察し、その結果を判定する必要があります。

しかし現実には、少数の参加者を対象に、ごく短期間おこなった簡単な調査結果をもとに健康効果をうたったり、データの一部を都合よく切り取ってセンセーショナルに報じたりする例があとをたちません。それどころか健康効果と呼べないものさえあります。たとえば、先にあげた酵素は体内で不足するようなものではありませんし、摂取したコラーゲンは小腸でアミノ酸に分解されるので、そのままの形で皮膚のコラーゲンに変わることは期待できません。

そして健康法にも人種差の問題があります。メディアは欧米で流行している健康法をきそって紹介しますが、日本人は欧米人とは異なる遺伝子を受け継ぎ、異なる環境要因のもとで生きてきました。こうして作られた日本人の体質は、当然ながら、欧米人の体質とは多くの点で異なります。欧米人に有効な健康法が日本人にも効果があるとは限らず、それどころか有害なことすらあるのです。そんな健康法にはどんなものがあるのか、日本人と欧米人の体質の違いに注意しながら見ていきましょう。

1 日本人は頑張って筋トレしても〝やせ体質〟にはならない

無酸素運動は、大きな負荷をかけて瞬間的に力を入れるダンベル体操やスクワット、腕立て伏せなどの運動を繰りかえすトレーニングで、筋肉がつくと基礎代謝量が増えることがわかっています。基礎代謝とは、心も体も安静にしているときに消費する必要最小限のエネルギーのこと。無酸素運動をしっかりおこなうと、その後、約48時間にわたって基礎代謝が高い状態が続くことから、「筋力トレーニングで〝やせ体質〟になれる！」と言われるようになりました。

しかし、理屈どおりにはいかないものです。問題は、日本人は欧米人と違って簡単に筋肉がつかないことです。

人の筋肉は筋線維という細い線維が集まってできています。この筋線維に赤と白の2種類があると聞いたことはありませんか？　赤い筋線維は「赤筋《せっきん》」または「遅筋《ちきん》」といい、ゆっくりと長い時間にわたって働くことができます。そして白い筋線維は「白筋《はっきん》」または「速筋《そっきん》」と呼ばれ、瞬間的に大きな力を発揮できるのが特徴です。

この赤筋と白筋がはっきりわかるのが、魚です。赤身の魚は筋肉の大部分が赤筋でできていて、その代表がマグロです。マグロはこのおかげで広大な太平洋を回遊しながら成長を続けます。それに対して白身の魚の代表がヒラメ。ふだんは海底でじっと横たわっていますが、獲物となる小魚を見つけると、すばやく追いかけてつかまえます。人間の筋肉は赤筋と白筋がいろいろな割合で混じりあっているので、魚と違って、肉眼で赤か白か見分けることはできません。[*2-1]

赤白どちらの筋線維が多いかは個人差もあるものの、それ以上に大きいのが人種による違いです。たとえば白筋の合成に関連する遺伝子に変異があると、白筋を作りにくくなります。[*2-2] 白筋の合成が少ない人はアフリカ系では3～10％しかいませんが、欧米白人は20％、アジア系では30％以上にのぼります。この結果、人種ごとに平均すると、アフリカ系の人が筋肉全体の約70％が白筋であるのに対し、欧米白人は50～60％が白筋、日本人を含む黄色人種は逆に70％が赤筋と言われ、アフリカ系の人がオリンピックの短距離走で活躍するのはこのためと考えられています。

ただし、一口にアフリカと言っても広大で、暮らす人の体質もさまざまです。同じアフリカ系でも、エチオピア、ケニアなどの東アフリカは、白筋ができにくい遺伝子変異を持つ人が40％を占めるというデータがあるそうです。白筋が弱い分、赤筋が発達していることが、東アフリカ勢のマラソンの強さを支えている可能性があります。

この赤筋と白筋の割合はトレーニングによってある程度変化しますが、大きく変わることはありません。鍛えることで太くなるのは大部分が白筋なので、日本人が筋肉をつけようと思ったら、もともと少ない白筋を集中的に鍛えることになります。これは効率が悪いうえに、苦労して筋肉を1kg増やしても基礎代謝量の増加は1日あたりせいぜい20kcal、わずかキャラメル1粒分のカロリーです。これによる体重の減少は年に1～2kgとされています。体力があって、プロなみのトレーニングを続けられる人であっても、筋力トレーニングだけで基礎代謝を十分高めるのは難しいでしょう。

そして、基礎代謝には意外な側面があります。じつは筋肉だけでなく脂肪組織もエネルギーを消費しているので、脂肪が1kg減ると基礎代謝量が1日あたり5kcal下がります。[*2-3] つまり、激しいトレーニングを通じて筋肉を1kg増やし、脂肪を2kg減らしたとすると、基礎代謝量の増加は差し引き10kcalになってしまうのです。

これでは話になりません。筋力トレーニングをしても〝やせ体質〟にはなれないということです。やせたければ、カロリーの総摂取量を減らすとともに、日常生活のなかで体をこまめに動かしてカロリー消費を積み重ねるほうが確実です。

2 日本人はオリーブ油を使い過ぎると生活習慣病に

7ヵ国が参加した大規模なコホート研究から、地中海沿岸地域は心臓病による死亡率が低いことが明らかになりました。[*2-4] この研究をきっかけに、この地域で暮らす人々が伝統的に摂取してきたオリーブ油の健康効果に注目が集まっています。

オリーブ油には、動脈硬化を促すリノール酸がごく少量しか入っておらず、代わりにオレイン酸が豊富です。その後おこなわれた研究で、このオレイン酸が心臓病の発生をおさえるらしいとわかり、この説を裏づけるデータが次々に発表されました。また、オリーブ油には、コレステロールの合成を高めない不飽和脂肪酸が多く含まれています。脂肪には飽和脂肪酸と不飽和脂肪酸がさまざまな割合で入っており、オリーブ油やサフラワー（紅花）油などの植物性油は不飽和脂肪酸が90％近くを占めます。マーガリンは77％、バターは逆にコレステロールの合成を高める飽和脂肪酸が70％です。こうしてオリーブ油はヘルシーというイメージが生まれ、いまやダイエットや便秘解消に効くとしてオリーブ油を飲むようすすめる人がいるほどです。

しかしながら、これらの成分も、すでに体内にある悪玉コレステロール（ＬＤＬ）や中性脂肪を減らすほどの効果はありません。また、いくらオリーブ油でも、大量に使えば、かえって心臓病の発症率が上がります。なぜかわかりますか？　それは、油が脂肪そのものだからです。オリーブ油であろうが、ゴマ油であろうが、大豆油、コーン油、アマニ油、なんであれ、油はすべて大さじ１杯で約１１０㎉あります。日本人は欧米人とくらべて内臓脂肪がつきやすいので、脂肪を摂取すれば、すぐ体について、血糖値が上がり、血圧が上がり、動脈硬化が進みます。心臓病も増えるでしょう。

動脈硬化を防ぎたいなら、悪玉ＬＤＬを上げにくいというわずかな効果に目をうばわれるより、油そのものの使用をひかえるべきなのです。さらに言うと、オレイン酸は肝臓で合成できるので、意識して摂取しなくても健康がそこなわれることはありません。

そもそも、地中海沿岸地域の食事に注目が集まるきっかけになった論文は、心臓病の発症率が低い国として日本と地中海諸国をあげていました。研究者らは論文の中で、「日本は（心筋梗塞などによる）冠動脈《かんどうみゃく》死が少なすぎて、患者の発症年齢、コレステロール値、血圧、喫煙歴について評価することができなかった」と述べています。

しかし、和食は一般的な欧米の食事とまったく異なることから参考にするのが難しく、欧米ではもっぱら地中海食について研究が進められたという経緯があります。日本人が心臓病を防ぐために、わざわざ地中海食を取り入れるのは見当はずれということです。これについては第5章で改めて考えます。

3 牛乳って必要？　日本人の骨粗鬆症発症率は米国白人の半分

骨粗鬆症を原因とする高齢者の骨折は、長期臥床、いわゆる寝たきりを招くことから、骨を強くするためにカルシウムを十分摂取すべきと考えられています。しかし、骨粗鬆症の原因はカルシウム不足だけではありません。

じつは、骨粗鬆症は遺伝的素因が大きく、カルシウムとビタミンD、女性ホルモンの作用、骨の合成、動脈硬化などに関連する数多くの遺伝子が、骨粗鬆症の発生と関連することがわかっています。これらの遺伝子に変異が起きると骨粗鬆症の発症率が上がり、最大で80％の確率で骨粗鬆症になると推定されています。

そしてカルシウムの効果についても、世の中の常識が正しいとは必ずしも言えないようです。日本人のカルシウム摂取量は米国人の約半分ですが、骨粗鬆症の発症率は米国白人のほうが2倍高いのです。手足の骨を骨折する人の割合で見ても、日本人を含むアジア人は、欧米白人の2分の1～3分の2であることが明らかになっています。

このうち、足のつけ根部分で骨が折れる大腿骨頸部《だいたいこっけいぶ》骨折は、寝たきりの原因で非常に多く、骨が弱くなった高齢者が転倒することで起こります。この大腿骨頸部骨折の発生率と、カルシウムの摂取量を国・地域ごとに比較したところ、信じられないような結果が得られました。それが図2－1です。米国、ニュージーランド、スウェーデンなど、1日あたりのカルシウム摂取量が多い国ほど、大腿骨頸部骨折を起こす人の割合が高い傾向が見られます。アジア代表として入っている香港、シンガポールとくらべてください。この報告は「カルシウム・パラドックス」として世界を驚かせました。

さらに2015年には、カルシウム摂取と骨折しやすさの関連について調べた46件の研究を総合的に分析した論文が公表され、食事からのカルシウムの摂取量と骨折の発生率には関連がないと結論づけています。[＊2-5]

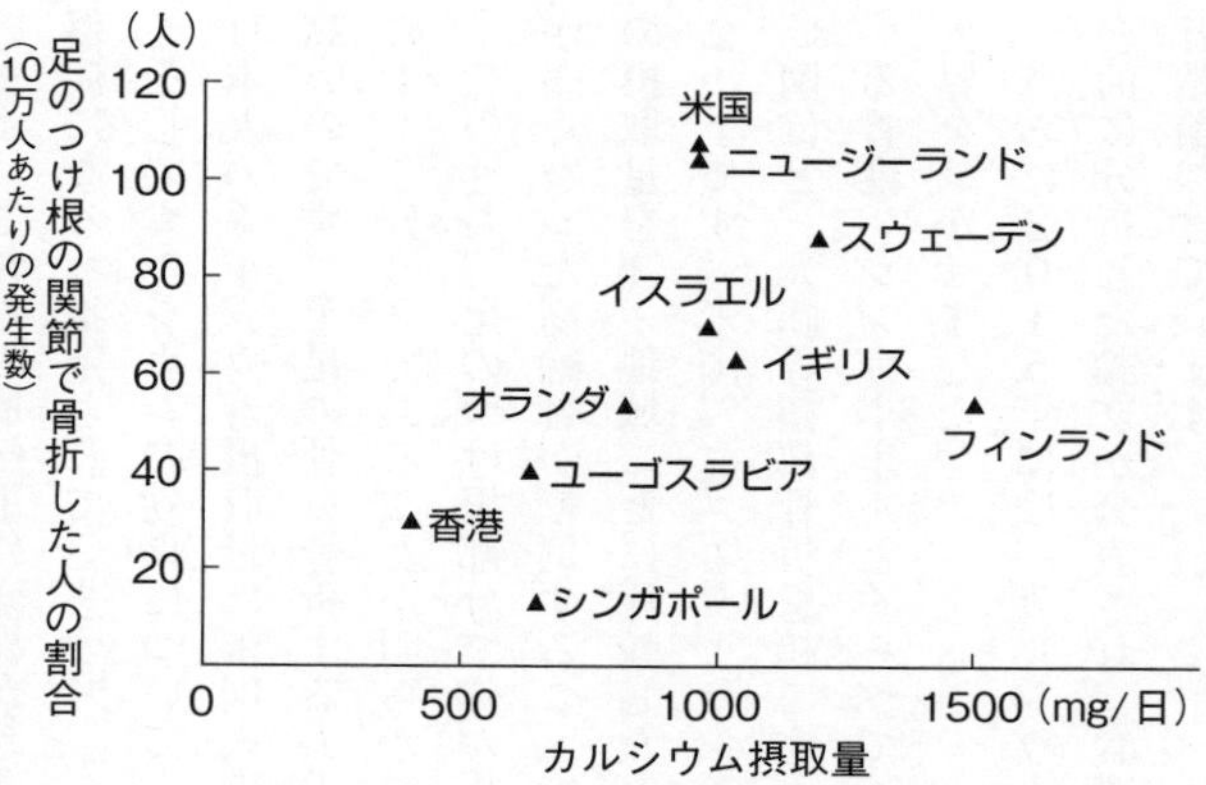

図2-1　カルシウムを多く取っている国ほど骨折しやすい傾向がある
(Hegsted D. M., "Calcium and osteoporosis", *Journal of Nutrition* 116: 2316-2319, 1986を改変)

欧米でおこなわれる研究は、カルシウムを乳製品もしくはサプリメントから摂取することを前提にしていますが、日本は事情が異なります。

日本人は欧米人と違って、海藻と緑黄色野菜、大豆や小魚などからカルシウムを取ってきました。また、日本で実施された大規模なコホート研究からは、大豆と大豆製品に含まれるイソフラボンという成分が、骨からのカルシウムの流出をおさえることが示されています。日本で骨粗鬆症が少ない背景には、遺伝的素因に加えて食生活の違いがあるのかもしれません。

牛乳に関しては乳糖不耐症の問題もあります。牛乳を飲むとおなかがゴロゴロする人がいますね。これは、牛乳に含まれる乳糖という物質を分解できないことで起こります。こういう人も赤ちゃんの頃は母乳を消化できていたはずですが、成長するにつれて乳糖を分解できなくなったのです。

この現象は哺乳類で広く認められます。それが不思議なことに、人間では人種差があるのです。日本人を含む大部分の黄色人種とアフリカ系、そして白人でも地中海沿岸地域の人々は7～9割が乳糖不耐症とされているのに対し、北欧や西欧出身の白人は例外で、乳糖不耐症は1割ちょっとしかいません。

牛乳を飲む習慣は欧米から日本に伝わりました。しかし、こう見てくると、日本人の体質に牛乳が合っているかは疑問です。さらに、日本人男性4万3000人を対象に実施された調査からは、乳製品の摂取量が増えるほど前立腺がんの発症率が上がるという結果が得られました。カルシウム源として牛乳にこだわる必要はなさそうです。

4 日本人が赤ワインを飲んでも害のほうが多い？

以前、赤ワインが動脈硬化を防ぐと話題になりました。フランス人は肉やバターなど動物性脂肪を多く取っているのに、狭心症や心筋梗塞などの心臓病による死亡率が欧州で一番低い。それは赤ワインに含まれるポリフェノールという物質が悪玉ＬＤＬの酸化をさまたげ、動脈硬化を起きにくくするからだというのです。これを聞いて、日本でも、ちょっとした赤ワインブームが起こりました。

じつは、日本は心臓病の発症率が世界で最も低い国の一つで、死亡率もフランスより下なのです。心臓病の予防を目的にわざわざ赤ワインを飲むのは、「隣の芝生は青い」そのものです。

それにポリフェノールは赤ワインにだけ含まれているわけではありません。果物で言うと、ブドウよりブルーベリー、スモモ、イチゴに多く含まれ、コーヒーにも赤ワインと同じくらい入っています。これ以外にも、ニンジン、ホウレンソウなどの緑黄色野菜、大豆、ゴマ、ニンニク、ナッツ類、海藻、魚、緑茶など、身近な食物にいくらでも入っており、好き嫌いなく食べていれば十分摂取できるはずなのです。

それより問題なのはアルコールの害です。世界保健機関（WHO）の2014年の統計によると、純粋なアルコールに換算した1人あたりのアルコール消費量は、フランスを1とすると米国が0・77、日本は0・66です。飲酒は肝臓の負担になるだけでなく、アルコールそのものに発がん性があるからか、フランスは肝臓がんの死亡率が他の欧米諸国の2〜3倍高く、男性に限ると米国の5倍にのぼります。

しかし、アルコールによる発がんの問題は欧米人より日本人のほうが深刻です。日本人の約半数はアルコールを肝臓で分解する酵素の働きが生まれつき弱く、こういう人は飲酒によって、食道や大腸、肝臓などのがんを発症しやすいことが知られています。*2-6 たとえば、食道と、のど（咽頭、喉頭）のがんを合わせると、日本酒にして1日1・5合以上飲む人は、まったく飲まない人とくらべて発症率が8倍になり、1日2合以上飲む人は50倍以上高くなります。日本酒1合は、ビールなら中びん1本、焼酎なら0・6合、ワイン4分の1本、缶チューハイ1・5缶に相当します。これに対して、欧米白人には、この酵素の働きが弱い人はいません。日本人はアルコールに弱い民族なのです。詳しくは第8章で考えましょう。

5 日本人がヨーグルトを毎日食べると食物アレルギーを発症することも

食物アレルギーにはいくつか種類があり、そのうち最も多い即時型と言われるタイプでは、卵、牛乳、小麦、エビ、カニ、そばなどを食べた直後に蕁麻《じんま》疹《しん》や呼吸困難、腹痛などがあらわれます。そのため診断がつきやすく、原因食物もすぐわかります。

これとは別に遅延型と呼ばれるタイプがあり、こちらは免疫細胞が活性化するのに時間がかかるので、原因食物を食べて数時間から数日たってから症状が出現します。その症状も、頭痛、発疹、疲労感、めまい、抑うつ、下痢、肌荒れなど多彩なことから、診断が難しく、疲れやストレスのせいと勘違いしたまま、症状に苦しむ人が少なくありません。

ヨーグルトなどの乳製品が原因になりやすいとされ、頻繁に食べると発症率が上がりますが、皮肉なことに、食べている人は体に良いと信じているので、ヨーグルトのせいで体調が悪くなっていることになかなか気づきません。

では、そこまでして腸内環境の改善につとめる必要はあるのでしょうか？　日本の研究グループが、日本を含む世界12ヵ国の人の腸内細菌を比較しました。すると、細菌の種類が国ごとに大きく異なり、日本人の腸内細菌は体に有益な機能を持つものが多いことがわかりました。外国人とくらべてビフィズス菌をはじめとする善玉菌が多く、悪玉菌が少なかったのです。詳しくは第8章をご覧ください。

先ほどの牛乳にしろ、ヨーグルトにしろ、乳製品は健康に良いという考え方は欧米から入ってきたものです。体調の変化に気を配ることで、合う、合わないを自分で判断したいものです。

6 日本人が夏バテをおそれてしっかり食べれば太るだけ

日本人の基礎代謝には大きな特徴があります。基礎代謝量が季節によって変わり、それにつれて食欲が変動するのです。[*2-7]

図2－2のグラフに日本人の基礎代謝量の1年間の変化を示しました。春から夏にかけて下がり、秋から冬に向けて上がっています。「天高く馬肥ゆる秋」の言葉どおり、冬になると日本人の基礎代謝量は夏より8％ほど上がり、食欲も高まります。寒い中で体温を維持するには、体内でエネルギーを大量に燃やす必要があるからです。

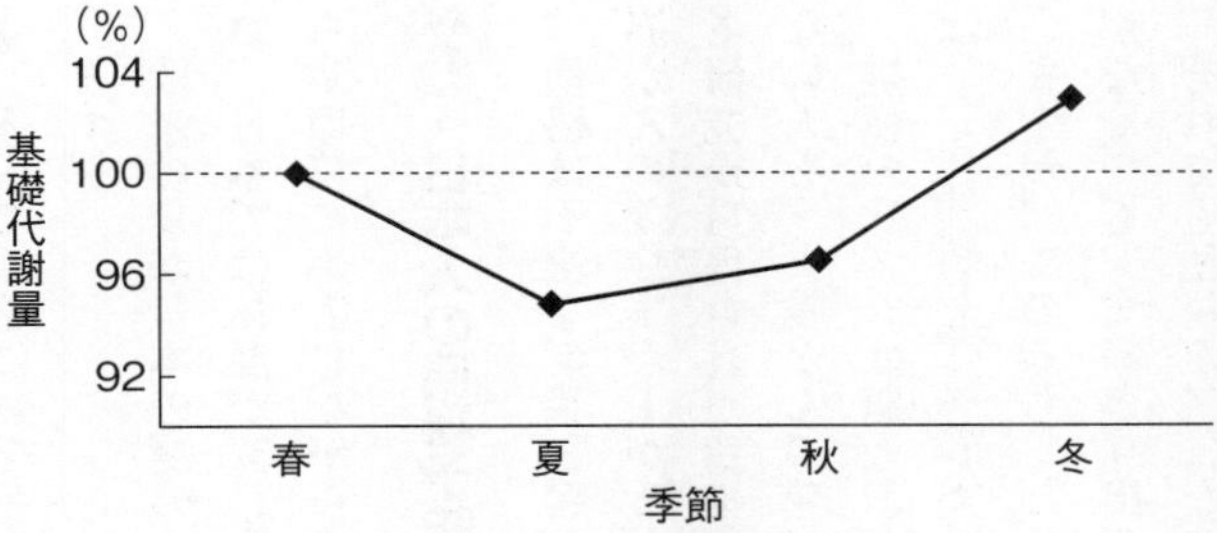

図2-2　日本人は季節によって基礎代謝量が変わる！

春を100としたときの基礎代謝量の割合。日本人の基礎代謝量は夏に最も低くなるので、夏バテを心配して食べ過ぎると太る。冬が最も高い。

（藤本ら1954；小池五郎『やさしい栄養学』女子栄養大学出版部より改変）

逆に、夏は暑いのでエネルギーを燃やす必要がありません。そのため基礎代謝が1年で最も低くなり、これにともなって食欲が減って、活動量も自然に下がります。夏になると「夏バテを防ぐために、しっかり栄養を取りましょう」とよく耳にしますが、基礎代謝が下がっているのにカロリーの高いものを食べたら太るだけです。

それに夏バテになるのは、暑さで食が進まず、体力が落ちるからではありません。暑い屋外と冷房が効いた屋内の温度差による自律神経の乱れや、寝苦しさによる睡眠不足、高温多湿による発汗の異常などが重なって起きてくるので、食べて防げるものではないのです。

夏は食が細くなるのが自然です。体にたくわえられないビタミンやミネラルの摂取にさえ気をつけていれば、神経質になって無理に食べる必要はないでしょう。

欧米人など肉食中心の人種は、肉に含まれる蛋白質が起こす「ＤＩＴ反応」、別名「食事誘発性熱産生」により、体内で活発に熱を産生しています。そのため夏でも基礎代謝があまり下がらず、非常に暑がります。

欧米の夏が日本の夏のように蒸し暑かったら、彼らはとても耐えられないでしょう。体温も違い、日本では体温が37℃以上になると熱があると言いますが、米国では38℃以上。人の体は、暮らす環境に適応しながらできてきたということです。

7 日本人の便秘予防、食物繊維を摂取するだけでは不十分

便秘は不快な症状を起こすだけでなく、便に含まれる有害な物質が腸に長くとどまることで大腸がんの発症率が上がると言われてきました。しかし、日本で7年にわたって実施されたコホート研究から得られた結果をもとに、厚生労働省が、「お通じが毎日ある人も、週に2～3回しかない人も、大腸がんの発症率は変わらない」と発表しています。

排便のリズムは個人差が大きいので、はっきりした便秘の定義は存在しません。日本内科学会は、「3日以上排便がない状態、または毎日排便があっても残便感がある状態」を便秘と呼んでいますが、このうち、とくに大切なのが残便感があるかないかです。たとえ週に1回しかお通じがなくても、すっきり出るのであれば心配ないことが多いものです。

それでも便秘が気になるなら、どうすればよいでしょう。食物繊維の摂取不足が便秘を招くの

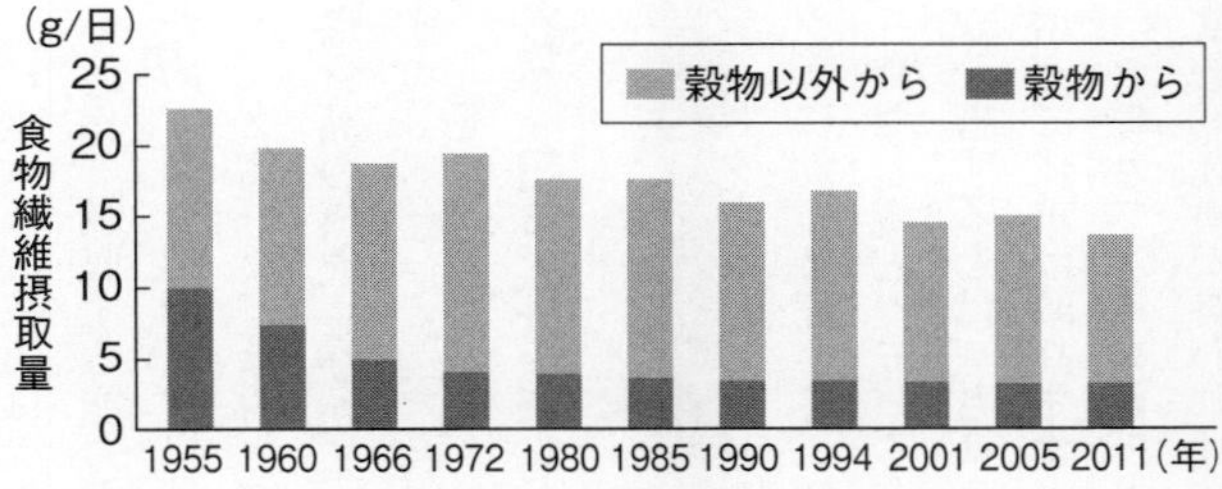

図2−3　日本人の食物繊維摂取量が減少している

日本人の食物繊維摂取量は60年前の3分の2になっており、とくに穀物からの摂取が減少している。

（日本食物繊維研究会誌；1, 3-12（1997)、厚生労働省「国民栄養調査」「国民健康・栄養調査」より）

は事実で、米国疾病予防管理センター（CDC）も、便秘に関するガイドラインで食物繊維と水分を十分摂取するようすすめています。

図2－3に示すように、日本人1人1日あたりの食物繊維摂取量は、60年前の3分の2まで減りました。食物繊維を多く含む穀物、たとえば玄米や雑穀をあまり食べなくなったのがおもな原因です。この続きは第3章で考えることにしましょう。

食物繊維の摂取を少しでも増やす努力が必要なのは言うまでもありませんが、日本人の便秘には、もう一つ、隠れた原因があります。脂肪の取り過ぎです。

食べた物が便になるまでの時間は、日本人は平均1日半と言われています。といっても、消化に良いものを食べれば1日もかからずに体内を通過しますし、逆に消化に悪いものを食べると3～4日かかることもあります。食事の内容によって大きく変わるのです。

日本人は伝統的に炭水化物中心の食生活を送ってきたので、脂肪や蛋白質が豊富な動物性食品を消化、吸収する能力が低く、たとえば胃酸の分泌量は欧米人の半分程度しかありません。そのため、肉、肉製品、揚げ物、乳脂肪を多く含むケーキやクリーム、ナッツ類、チョコレート、スナック菓子などは消化に時間がかかり、便通が遅れる原因になります。便秘が気になる人は動物性食品の摂取をひかえてください。水分をしっかり取り、規則正しく食事をすることも大切です。

8 日本人はお茶やコーヒーで情緒不安定になる？

緑茶、ウーロン茶、プーアル茶、さらには紅茶まで、お茶の仲間には、カテキン、カフェイン、ビタミンC、ポリフェノールなど、健康に役立つさまざまな成分が含まれています。ダイエットに効くと聞いて、積極的に飲んでいる人もいるでしょう。

ただし、入っている有効成分はごく微量なうえに、飲むだけでコレステロールの数値や血糖値が改善するとは、ちょっと考えられません。カフェインには利尿作用があるので、水分の排泄が増えて体重は減りますが、減るのは水分だけです。脂肪が落ちるわけではありません。

このカフェインも日本人とは相性が良くないのです。大事な仕事の前に栄養ドリンクをぐっと飲む。仕事が終われば「やれやれ、ようやく終わったな」と温かい湯呑みに手を伸ばす。カフェインは日常生活にすっかり溶けこんでいます。脳の神経を興奮させることで集中力が高まり、疲労を消す効果があるからです。

その一方で、摂取し過ぎると、頭痛、不安、抑うつ、不眠、嘔吐、下痢などを起こすことも知られており、欧州食品安全機関（ＥＦＳＡ）など、いくつかの国と地域が、カフェインを安全に摂取できる1日あたりの最大量を定めています。しかし、カフェインが体に与える影響は個人差が大きく、基準以内の量であっても症状が出る人もいます。

近年になって、この個人差に関連する遺伝子が見つかり始めました。そのなかの一つにはいくつかタイプがあって、どのタイプの遺伝子を持つかで、カフェインで頭がすっきりして気分が良くなるか、逆に不安が高まるかが決まります。日本人を含むアジア人は、カフェインで不快な症状が起きやすいタイプの遺伝子を持つ人が半数にのぼり、とくに日本人の4人に1人は、カフェインを１５０㎎摂取するだけで不安定な気持ちになるという報告があります。[*2-8]カフェイン１５０㎎というと、玉露1杯、コーヒー1杯に含まれる量です。缶コーヒー1本にもほぼ同じ量が入っていますし、紅茶やウーロン茶も５００㎖のペットボトルで飲むと、同じくらい摂取することになります。

これに対して、欧米白人やアフリカ系の人、そして同じアジア人でも中国人は、カフェインが合わない人は少数派です。欧米人がコーヒーを、中国人がお茶をおいしそうに飲む映像は、映画やドラマ、広告でよく使われますが、日本人とは体が違うのです。

カフェインは強い作用を持ち、かつては薬として用いられていました。あくまでも嗜好品なのですから、合わないと思ったら、ひかえるのが賢明です。

さて、ここまで読んで、体質が違えば、同じ健康法が毒にも薬にもなることがおわかりいただけたと思います。しかし、問題は健康法にとどまりません。高齢化が進む中で、さらに増えると予測されている生活習慣病、そして日本人の死因第1位を占める、がん。これらの重要な病気についても、欧米で確立された予防法と治療法が日本人には必ずしもあてはまらないことがわかってきました。

第2部では生活習慣病を題材に、人種による体質の違いが病気の発生に与える影響を調べ、日本人にとって有効な予防法を見ていきましょう。

第2部
生活習慣病の新常識

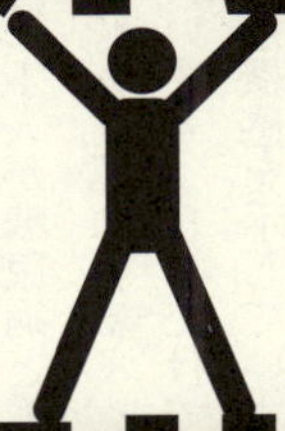

糖尿病、高血圧、脂質異常症……生活習慣病の増加が問題になっていますが、その発症にも日本人固有の体質がかかわっています。間違った知識で、病気を悪化させてしまうこともあるので要注意！　気をつけなければならないポイントを押さえましょう。

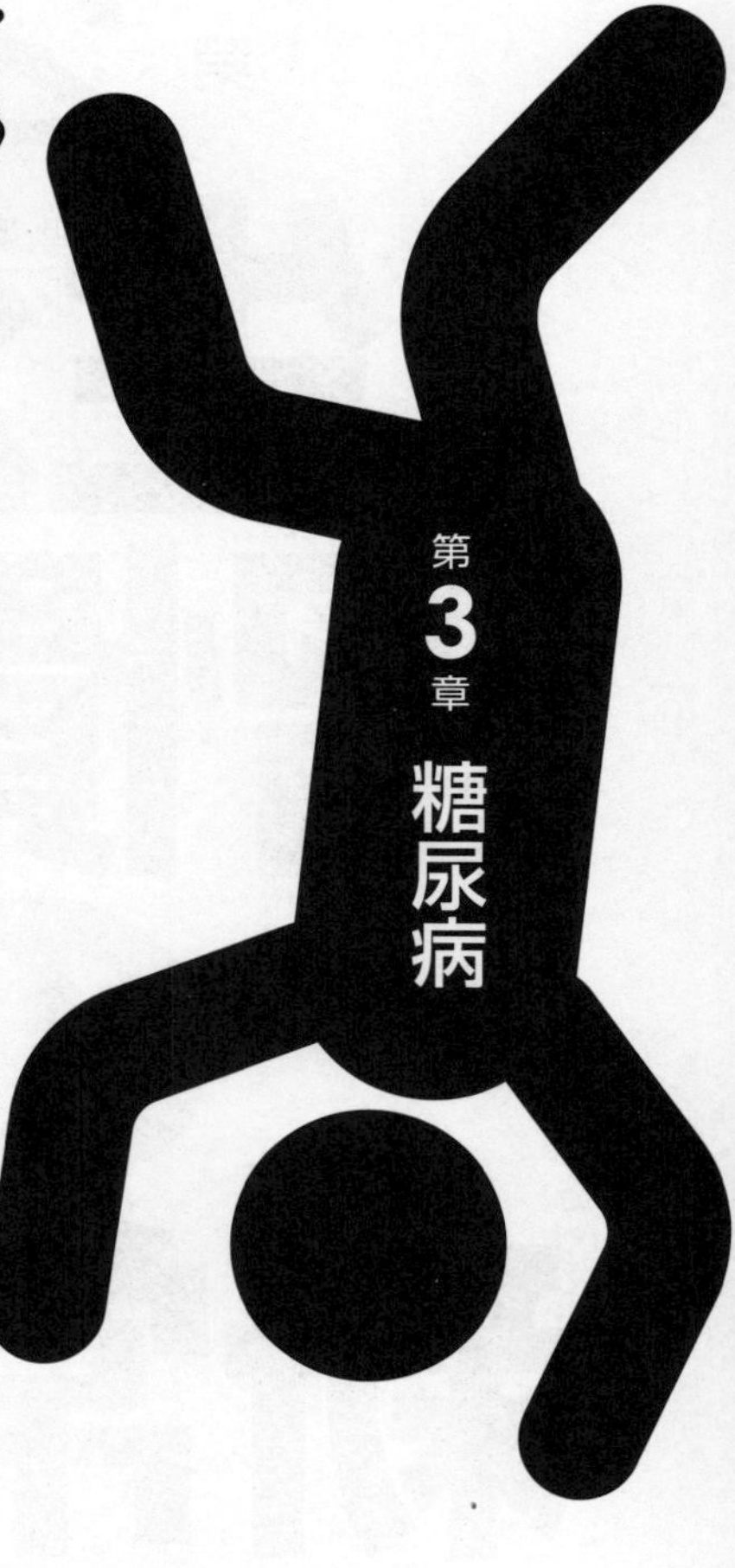

第３章 糖尿病

日本人のインスリンが効かなくなってきた

厚生労働省が２０１２年に実施した調査によると、糖尿病患者とその予備軍が合わせて約２０５０万人にのぼり、40歳以上に限ると約10人に１人が糖尿病と推計されています。糖尿病の予備軍は、糖尿病とは診断されないものの、血糖値が正常より高く、早朝の空腹時血糖値が１１０～１２５㎎／dℓなどの基準にあてはまる人を言います。日本だけでなく世界中で糖尿病が増えていることから、世界保健機関（ＷＨＯ）は強い危機感を示していますが、国際的な取り組みは簡単ではありません。糖尿病は人種によって発症の仕組みが大きく異なるからです。

たとえば肥満の問題があります。「糖尿病は肥満している人がなる病気」と思っている人が多いのではないでしょうか。確かに、アフリカ系の人、次いで欧米白人にはこの傾向が強く見られます。肥満の程度をあらわす国際的な尺度、体格指数（ＢＭＩ）で見てみましょう。ＢＭＩは体重（kg）を身長（m）の2乗で割って算出し、25未満を普通体重と判定します。すると、米国白人の糖尿病患者はＢＭＩが平均30以上の肥満体であるのに対し、日本人患者のＢＭＩは、糖尿病でない人よりわずかに高いものの普通体重におさまっています。日本人は少しおなかが出る程度でも危険信号なのです。

また、欧米白人と日本人は、糖尿病の発生と大きくかかわるインスリンの分泌量も違います。これを説明する前に、糖尿病とはどんな病気なのか簡単に見ておきましょう。

糖尿病はその名のとおり、発症すると血液中のブドウ糖が増えて尿にブドウ糖が漏れ出します。古代ギリシャ人は糖尿病患者の尿をなめて、甘いことに気がつきました。糖尿病の学名“Diabetes Mellitus”は「蜜のように甘い尿が大量に流れ出る」という意味です。そのため日本でも明治時代には蜜尿病と呼ぶこともありました。

さて、食事をすると、食物に含まれる炭水化物が分解されてブドウ糖になり、腸で吸収されて血液に入ります。このブドウ糖を細胞に取り込んでエネルギーに変えるにはインスリンの作用が欠かせません。この仕組みを図3－1に示しました。

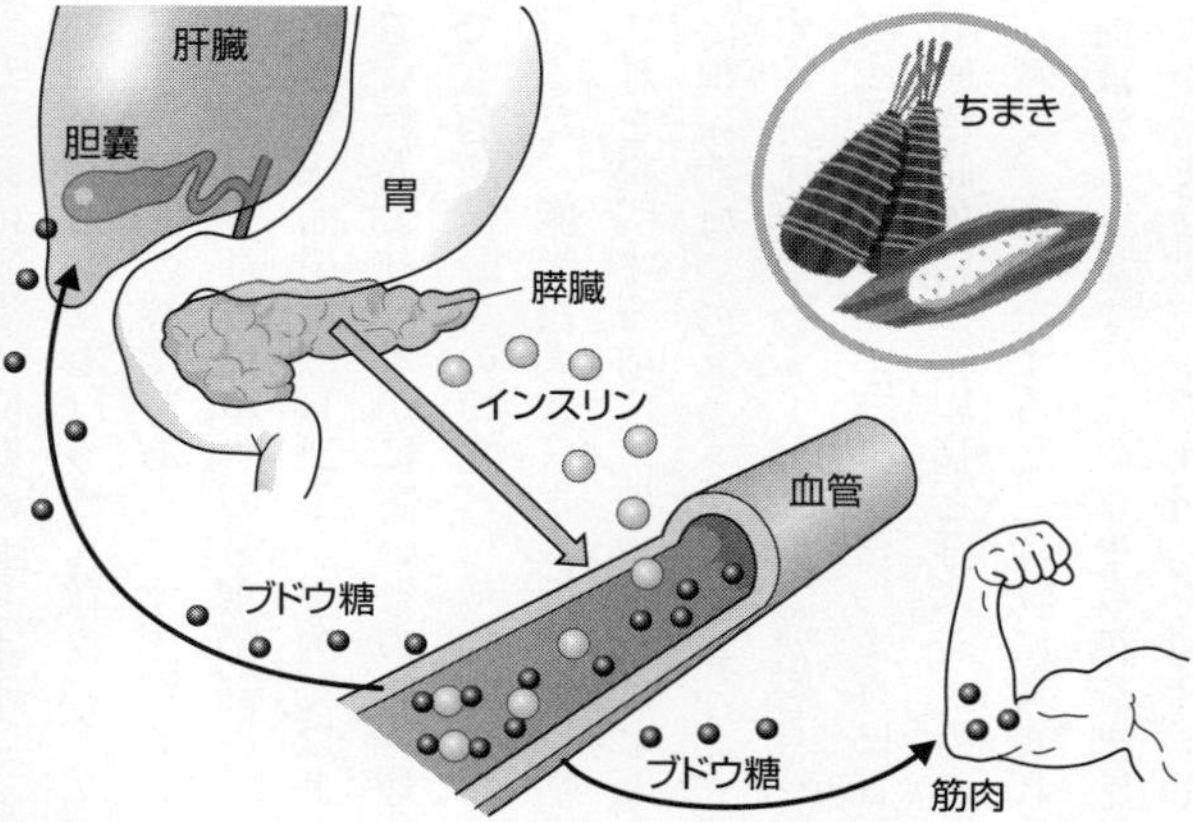

図3-1　膵臓とインスリンの働き

膵臓から分泌されるインスリンは、ブドウ糖を全身の細胞に取り込ませてエネルギー源として利用できるようにする。また、あまったブドウ糖を筋肉や肝臓にたくわえるので、インスリンが作用すると血糖値が下がる。

血液中のブドウ糖の濃度、すなわち血糖値が上がると、膵臓からインスリンが分泌されます。膵臓は胃の後ろに少し隠れた位置にあって、長さが15㎝、幅が3㎝くらい。大きさも形も、端午の節句に食べるちまきに似ています。ここから分泌されるインスリンはホルモンの一種で、全身の細胞に働きかけてブドウ糖を取り込ませるとともに、余分なブドウ糖をグリコーゲンという物質に変えて、筋肉や肝臓にたくわえます。

このようにインスリンがブドウ糖をすみやかに処理するおかげで、食後に上昇した血糖値も数時間後には食事する前の水準まで下がります。そして私たちはブドウ糖からエネルギーを作り出し、元気に活動することができるのです。

では、インスリンの分泌が不足したり、量はきちんと分泌されていても効き目が悪くなったりすると、どうなるでしょうか？　ブドウ糖が血液の中にたまったまま細胞に入っていかなくなるので、まず血糖値が上がります。そしてエネルギーを作り出せないため、疲れやすくなって、食べているのに空腹を感じます。これが糖尿病の始まりです。

さらに進行すると、のどが異常にかわいたり、尿の量が増えたりすることもあります。これは水を大量に飲むことで血液を薄めて、ブドウ糖の濃度を下げようとする自然の反応です。じつは、人間にとって最も大切なエネルギー源であるブドウ糖も、高濃度になると体にとって有害なのです。体内の蛋白質を変性させ、このとき作られる物質が血管や内臓を傷つけます。

とくに、目の奥にある網膜と、腎臓を流れる細い血管が障害されると、失明や腎不全などの深刻な合併症が起こります。また、糖尿病では、予備軍の段階から、次第にインスリンを十分分泌できなくなる悪循環におちいります。膵臓の機能も損なわれ、大腸がん、肝臓がん、膵臓がんなどの発症率が上がりますが、これも、高濃度のブドウ糖と増加したインスリンが、遺伝子変異やエピジェネティクス変化を招くからと考えられています。

さて、日本人を含む東アジア人は、もともとインスリンの分泌量が欧米白人の半分から4分の1しかありません。こんなに少なくても健康でいられるのは、欧米白人とくらべてインスリンがしっかり働くからです。

インスリンの働きかたに人種差があることは以前から指摘されていました。2013年、欧米と日本の国際研究チームが、それまでに世界各地でおこなわれた180の研究結果を総合的に分析したところ、同じ量のブドウ糖を注射したときに分泌されるインスリンの量が人種によって違うこと、そして血糖値の下がりかたも異なることが明らかになりました。[*3-1]

日本人はインスリンの分泌が少ないのに、血糖値がきれいに下がるのです。正確に言うと、昔はそうでした。それが日本人のなかでインスリンの効き目が悪くなる人が次第に増え、それにつれて糖尿病の発症率が上がっています。

日本人のインスリンは、どうして効かなくなってきたのでしょうか？

糖尿病は原因と発症の仕組みによって、1型糖尿病、2型糖尿病、遺伝子異常や他の病気の結果として起きる糖尿病、妊娠糖尿病の4つに分けられますが、本書では、日本で95%以上を占める2型糖尿病について説明します。

問題はカロリーではなく脂肪の摂取比率

日本人が糖尿病になりやすいのは「倹約遺伝子」が原因だという説があります。倹約遺伝子は「肥満遺伝子」ともいい、一つ持つごとに基礎代謝量が1日あたり100〜200㎉下がります。基礎代謝が下がると消費するエネルギーが減りますから、同じカロリーを摂取しても太りやすくなります。

日本人を含む黄色人種は遺伝的に倹約遺伝子を持つ人が多いので、アジアの国で糖尿病が急増しているのは、近代化によってカロリー摂取が増え、もともと持っていた倹約遺伝子のせいで一気に肥満が進んだからではないかという「倹約遺伝子説」が生まれました。そしてアジア人に倹約遺伝子を持つ人が多いことについては、アジア人はずっと食うや食わずの生活を送ってきたので栄養をたくわえる仕組みが発達したのだろう、と説明されています。

しかし不思議に思いませんか？　倹約遺伝子を持っていると基礎代謝量が下がって太りやすくなるのなら、倹約遺伝子を持つ人が少ない欧米人はもっとやせていてもよいはずです。それなのに、むしろ肥満気味の人が目立つのはなぜでしょうか。

この倹約遺伝子説にはいくつか誤解があります。まず、実際のアジアは土壌が肥沃で、欧州とくらべて、はるかに豊かな食生活を送ってきました。古代から農耕が広くおこなわれ、炭水化物を豊富に含む穀物を十分食べることができたのです。先に書いたように、インスリンには、あまったブドウ糖をグリコーゲンに変えて筋肉や肝臓にたくわえる働きがあります。炭水化物を摂取できないときに備えてのことですが、アジア人はいつでも炭水化物を摂取できるので、ブドウ糖を大量にたくわえておく必要がありません。そのため分泌するインスリンの量が少しですみます。

わかりやすい例で考えてみましょう。すぐ近所に24時間営業の食料品店があれば、必要なときに少しずつ買えば良いので、大きな冷蔵庫に買いだめする必要がありません。お財布に入れておくお金も少しですみます。この便利な食料品店をアジアの炭水化物、冷蔵庫を筋肉と肝臓、お金をインスリンと考えてください。日本人は基礎代謝が低く、燃費が良いので、買った食品はむだなくエネルギーになります。このように、少ないインスリンがきちんと働いて、基礎代謝をおさえて効率よく生きてきたのがアジア人です。

逆に、土壌があまり農耕に向いていなかった欧州では、炭水化物を十分に摂取できず、食生活は肉と脂肪が中心でした。そのため、炭水化物が手に入ったときは、チャンスをのがさずインスリンを大量に分泌してブドウ糖をがっちり吸収し、余分があればたくわえることで大切なエネルギー源を手に入れてきたのです。先ほどのたとえ話で言うと、遠い町にしか食料品店がなく、なかなか行けないのと同じです。買えるときに買いだめできるよう、お財布にいつもお金を十分用意しておいて自宅には大きな冷蔵庫を設置します。

日本人とくらべると基礎代謝が高く、燃費が少し悪いのですが、欧米人はインスリンをしっかり分泌してブドウ糖をたくわえ、エネルギッシュに生きてきました。そんな欧米人が肥満しやすいのは、脂肪の摂取量が多いことと、ブドウ糖をたっぷり蓄積することが原因と考えられます。

日本で糖尿病になる人の割合が明らかに上がり始めたのは１９６０年頃のことです。この背景に食の欧米化を含む生活習慣の変化があることは、米国の日系移民を対象にした調査がはっきり示しています。
図3－2は、日系米国人と、日本で暮らす日本人の糖尿病発症率をくらべたグラフです。日系移民は、日本で暮らす日本人と同じ遺伝的素因を持っているはずですが、糖尿病の発症率が1・5～2倍高くなっています。食生活を含む環境要因の変化によるものでしょうか。なるほど、米国の食生活というと、カロリーの高そうな料理と、甘いお菓子が思い浮かびます。このどちらも糖尿病には良くなさそうです。しかし残念、両方とも犯人ではありません。

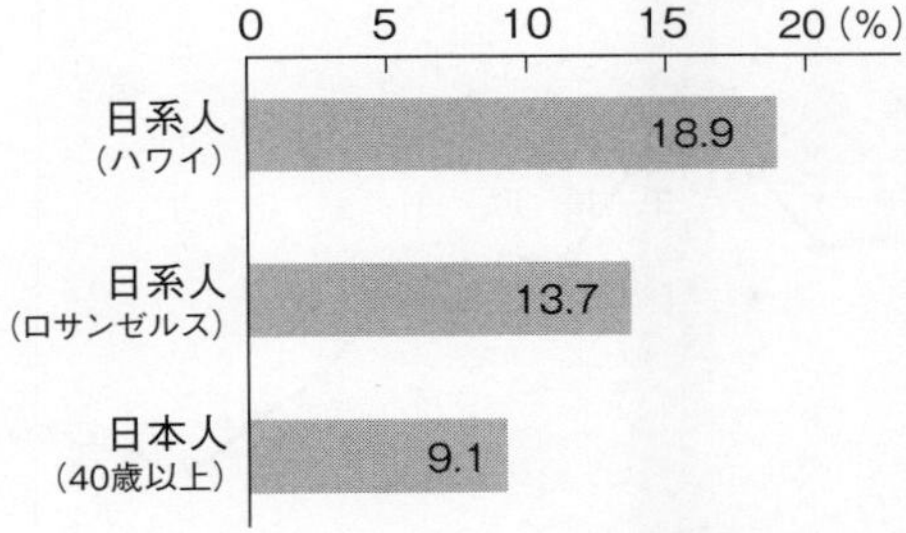

図3-2　日系米国人と日本人の糖尿病発症率の比較

日系人は、日本で暮らす日本人と同じ遺伝的素因を持っているはずだが、糖尿病の発症率が1.5～2倍高くなっている。

（「日系人の糖尿病、Hawaii、Los Angeles」原 均ら『糖尿病学』1992より）

先ほどの倹約遺伝子説は、日本で糖尿病が増えた直接の原因としてカロリー摂取の増加をあげていました。厚生労働省の「国民健康・栄養調査」によると、戦後、カロリーの総摂取量は確かに一時期増えました。しかし図3－3に示すように、1970年をピークに減少し始め、現在の1日あたりのカロリー摂取量は終戦直後より少ないのです。健康志向の高まりによるものでしょう。

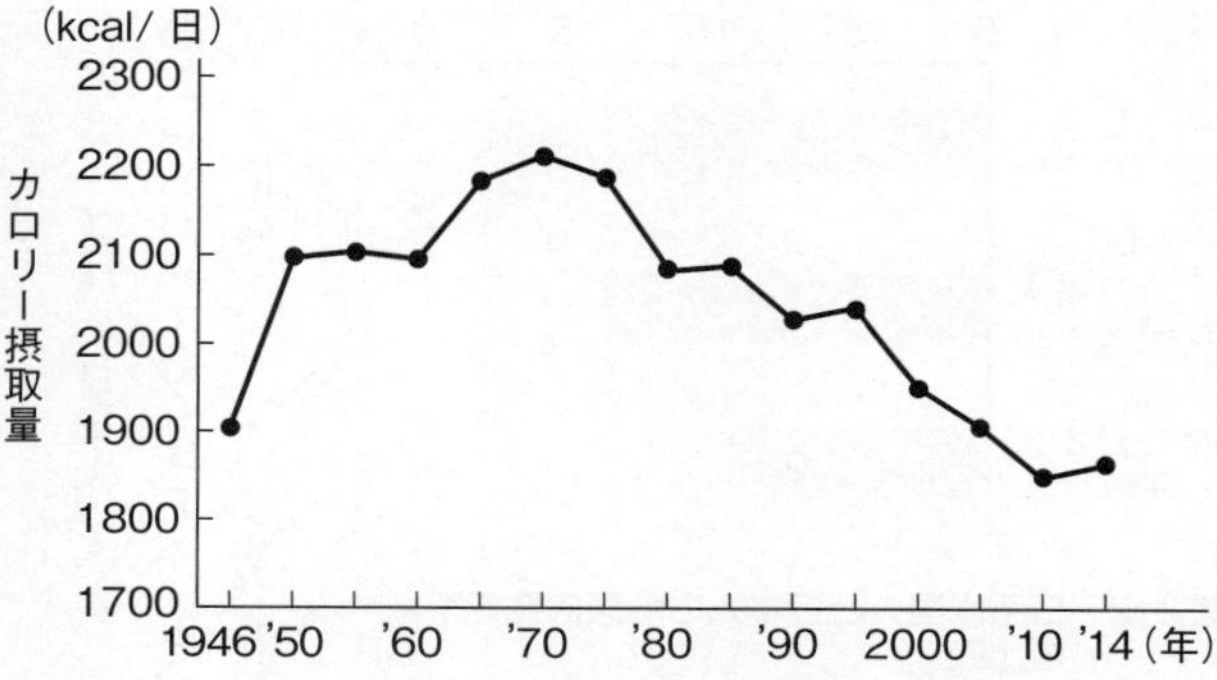

図3-3　日本人のカロリー摂取量は減少傾向にある
1人1日あたりのカロリーの総摂取量を見ると、近年のカロリー摂取量は終戦直後より低くなっている。
(厚生労働省「国民健康・栄養調査」、厚生省「国民栄養の現状」をもとに作成)

終戦直後は、ひどい食糧難だったと信じている人が多いのですが、カロリー摂取量で見る限り、完全な誤解です。実際には現代人のほうが食べていないのに、糖尿病になる人がはるかに多いのです。また、砂糖の摂取量も増えていません。糖尿病になると尿が甘くなることから、甘いものを食べると糖尿病になるとか、糖尿病の人は甘いものをひかえるべきだという発想が自然に生まれました。しかし、砂糖の摂取量もまた、1970年代以降、減り続けています。

近年では、砂糖に代わって、ジャガイモやトウモロコシを原料とする異性化糖の使用が増えており、この異性化糖の消費量の多い国は糖尿病の発症率が高いというデータがあります。しかし、砂糖と異性化糖を合わせた国民1人あたりの年間摂取量で比較しても、日本は世界の中で少ないほう

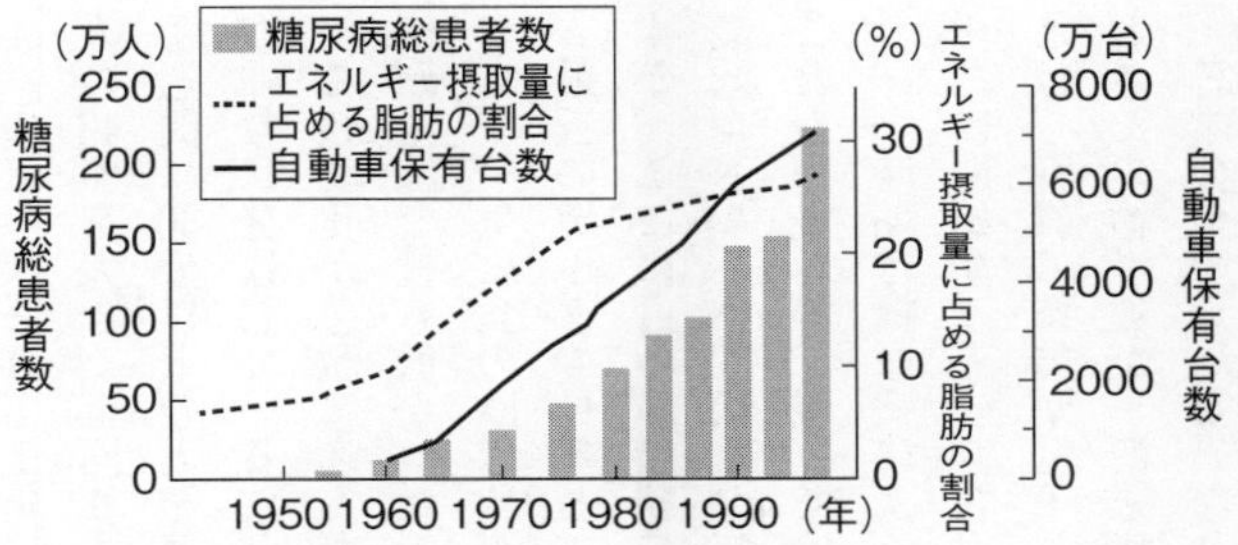

図3-4　脂肪の摂取比率ならびに自動車保有台数と、糖尿病患者数の関係

脂肪の摂取比率が上がり自動車が普及するにつれて、糖尿病患者数が増えている。
（『厚生の指標』、「国民栄養の現状」、自検協『自動車保有車両数月報』より）

です。米国にいたっては日本の2・5倍以上摂取しています。

では、日本で糖尿病が増えた原因はなんでしょうか？

答えは、やはり厚生労働省の調査結果からわかります。カロリーの総摂取量に占める脂肪の割合が上がり、炭水化物の割合が下がったのです。[*3-2] 脂肪の摂取比率は、終戦直後の1946年にはわずか7％だったのが、1990年に25％を超えて現在にいたっています。これでも先進国のなかでは非常に低い水準ですが、カロリーの総摂取量が減っても、そこに占める脂肪の摂取比率が上がっているので、脂肪の摂取量は高いままです。

図3－4は、脂肪の摂取比率と糖尿病患者数の時代による変化をあらわすグラフです。脂肪の摂取比率を示す破線と、患者数を示す棒グラフが同じように右肩上がりになっています。そして、これと並行してもう1本、勢いよく伸びる実線がありますね。自動車の保有台数で

す。ＷＨＯが２０１１年に発表した国別統計によると、運動不足の日本人は65％にのぼり、米国人の43％を大きく上回りました。この統計では、ジョギングなどの適度な運動をおこなう時間が1週間に30分以下の人を運動不足としています。乗用車が社会のすみずみまで普及し、移動手段が非常に発達していることに加えて、運動習慣を持つ人が少ないことが大きいと考えられます。

この変化が急激に進んだのが沖縄県です。かつて沖縄の人たちは簡素な食事をし、糖尿病発症率が全国で最も低かったのです。ところが戦後に米国の統治下に入ると、生活環境が劇的に変化して、一気に食の欧米化が進みました。

最近のデータで見ると、カロリーの総摂取量こそ全国平均と差がないか、むしろ低いくらいですが、ここに占める脂肪の割合が男女ともに全国平均を大きく上回り、炭水化物の摂取量は全国最低レベルという状態が続いています。そのうえ沖縄は車社会です。運動不足におちいりやすいことも相まって、現在ではメタボリックシンドロームにあてはまる人の割合が全国で最も高くなり、一時期は糖尿病による死亡率が男女そろって全国2位になってしまいました。人工透析をあらたに開始する人の割合も、全国平均を1とすると約1・8で全国トップレベルです。人工透析とは、腎臓の機能が低下した人のために機械を使って腎臓の機能を肩がわりする治療で、透析患者さんの約半数が、糖尿病が原因で腎臓の機能を障害された人たちです。

日本の他の地域と異なり、沖縄には肉食の伝統があるため、沖縄の人はインスリンの分泌量が比較的多いと言われています。少しだけ体質が欧米型ということです。それでも、ここまで食生活が変わると体がついていきません。この状況は、日本全体で見られる糖尿病増加の背景にあるものを教えてくれています。

内臓脂肪の何がいけないのか？

では、脂肪を過剰に摂取すると何がいけないのでしょうか？　ちょっと片手で脇腹の肉をつまんでみてください。体についた脂肪はすべて中性脂肪のかたまりです。このうち、おなかの内臓のすき間についたものが内臓脂肪、全身の皮膚の下についたものが皮下脂肪です。

内臓脂肪は男性に多く、おなかにたっぷりつくのに対し、皮下脂肪はおもに女性の腰から太ももにかけてつきます。それぞれ男性らしい貫禄、女性らしい柔らかなラインの源になっていますが、この2種類の脂肪、つく場所だけでなく「質」が大きく違います。

近年、インスリンの効き目を悪くする物質が突き止められ、なんと、この物質を内臓脂肪が分泌していることがわかりました。その代表が腫瘍壊死因子（ＴＮＦ-α：Tumor Necrosis Factor-α）で、内臓脂肪が増えるとＴＮＦ-αの分泌も増加します。名前からわかるように、本来はがん細胞を攻撃してくれる頼もしい物質ですが、同時に細胞へのブドウ糖の取り込みをさまたげます。これによりインスリンの効き目が低下してしまうのです。

内臓脂肪にせよ皮下脂肪にせよ、脂肪組織は食べ物がなくなったときに備えてエネルギーをたくわえる貯蔵庫と考えられてきました。しかしそれだけではなく、さまざまな物質を分泌して生体の機能を調節する重要な役割をになっています。脂肪細胞が分泌する物質はこれまで100種類以上確認されていて、このうち何種類かがインスリンの効き目を悪くして血糖値を上げる困った性質を持っています。ここでは、まとめて「悪玉物質」と呼ぶことにしましょう。

内臓脂肪も皮下脂肪もこれらの物質を作るのは同じですが、作る物質の割合が違い、内臓脂肪はもともと悪玉物質を多く分泌しています。そのため内臓脂肪がつくと悪玉物質が増えて、インスリンの効き目が悪くなり、糖尿病が始まります。悪玉物質には、血糖値を上げる他に、動脈硬化を促す、血圧を上げる、血の固まりを作って脳の血管を詰まらせ脳梗塞を招くなどの作用もあるため、内臓脂肪の蓄積は生活習慣病の共通の原因になっています。

ところが驚いたことに、欧米白人はどんなに肥満しても内臓脂肪があまりつきません。大部分が皮下脂肪です。この原因は完全には解明されていないものの、脂肪を皮下脂肪としてたくわえることができないと、行き場を失った脂肪が内臓脂肪になると考えられています。伝統的に脂肪を大量に摂取してきた欧米人と異なり、脂肪の少ない食生活を続けてきたアジア人は皮下脂肪をためる能力が発達しておらず、内臓脂肪の形で蓄積してしまう可能性があります。長い年月のうちに、食生活に合わせて遺伝的素因が変化したということです。

ただし、同じ日本人でも、女性は内臓脂肪がつきにくいのです。女性ホルモンであるエストロゲンに内臓脂肪の分解を促して皮下脂肪に変える作用があるからです。そんな女性も閉経を過ぎると内臓脂肪が増え始めますが、それでも同年代の男性とくらべると少なく、糖尿病の予備軍にはなっても糖尿病まで進む人は多くありません。ほとんどの年代で、女性は糖尿病の発症率が男性の半分くらいにとどまるので、糖尿病になる人の割合は男性を1とすると女性は０・55です。これとは対照的に、欧米人は女性に限らず男性も内臓脂肪がたまりにくいため、糖尿病の発症率は男性と女性がほぼ同じです。

この内臓脂肪の量がわかりやすい形であらわれるのが、おなかまわり、腹囲です。男性の腹囲の基準値は日本と米国でかなり違い、日本の85㎝に対して米国は約１０２㎝（40インチ）。この基準値の意味は、腹囲約１０２㎝の米国人についている内臓脂肪の量と、腹囲85㎝の日本人についている内臓脂肪の量が同じだということです。日本人を含むアジア人の男性は、肥満に見えなくても、こんなにも内臓脂肪がつきやすいのです。

さて、脂肪細胞が分泌する物質の中には、糖尿病を防いでくれるものもあります。いわば「善玉物質」で、その代表がアディポネクチンとレプチンです。アディポネクチンは、インスリンとは別の経路で細胞へのブドウ糖の取り込みを促すとともに、インスリンが細胞と結びつくための受容体という構造の作用を高めることで、ブドウ糖を細胞にどんどん取り込ませます。しかし、食べ過ぎや運動不足によって内臓脂肪の蓄積が進むと、悪玉物質の分泌が増えるだけでなく、アディポネクチンの分泌が減少することがわかっています。[*3-3]

もう一方のレプチンには食欲をおさえて肥満を防ぐ作用があり、その名も「やせている」という意味のギリシャ語レプトス（leptos）がもとになっています。内臓脂肪はもともと悪玉物質を多く分泌しているので、男性は女性とくらべて悪玉物質が多く、善玉物質が少ない傾向があります。

それに加えて、アディポネクチンの分泌に関連する遺伝子にはいくつかタイプがあり、残念ながら、日本人の約40％が、アディポネクチンの分泌が少ないタイプの遺伝子を持っています。こういう人は、そうでない人とくらべてアディポネクチンの量が3分の2以下しかありません。そのため糖尿病に約2倍なりやすいというデータがあります。

図3－5は、先ほど見た図3－2のデータに、米国白人の糖尿病発症率を書き加えたものです。日系移民の環境要因は米国白人とほぼ同じはずですが、糖尿病の発症率が米国白人より2～3倍高くなっています。これは、環境要因が同じなら日本人は糖尿病になりやすいことを示しています。その大きな原因が内臓脂肪の蓄積です。

ただし、これはあくまでも傾向であって、糖尿病にならない日系移民も大勢います。その違いは何でしょう？　糖尿病になりやすい遺伝的素因を持っていても、その遺伝子が働かない限り、糖尿病になることはありません。

２０１４年、北欧の研究チームが、糖尿病患者の遺伝子では８００ヵ所以上でエピジェネティクス変化が起きていることを明らかにしました。[*3-4] 環境要因がさまざまな形で遺伝子に影響を与えている証拠と考えられ、このうち１００ヵ所以上で遺伝子の作用が実際に変化して、それがインスリンの分泌低下につながっていました。糖尿病のエピジェネティクス研究はまだ始まったばかりですが、病気の発症と進行に、食生活を含む環境要因が大きな影響を与えることが遺伝子レベルで裏づけられようとしています。

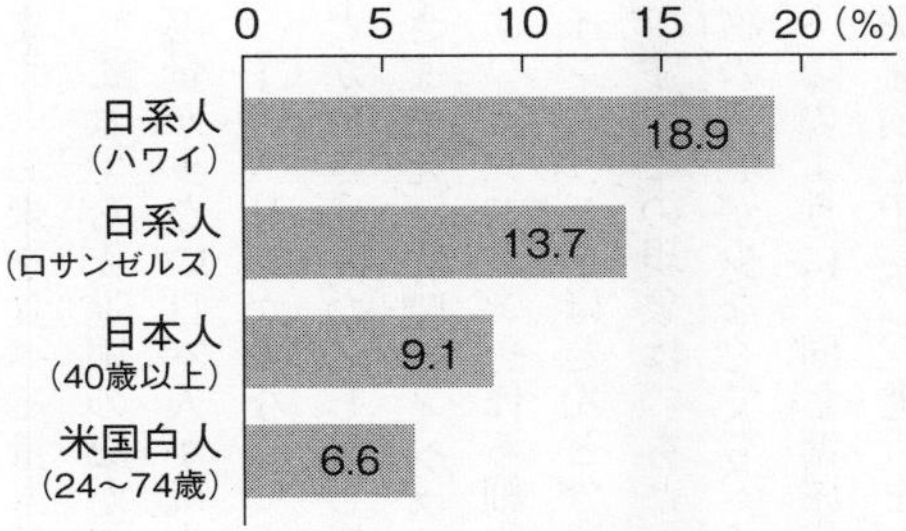

図3-5　日系米国人、日本人、米国白人の糖尿病発症率の比較

米国で生活する日系人の環境要因は米国白人とほぼ同じはずだが、糖尿病の発症率が米国白人より２〜３倍高くなっている。

（「日系人の糖尿病、Hawaii、Los Angeles」原 均ら『糖尿病学』1992より）

炭水化物を減らすのは大問題！

食生活の欧米化には、もう一つ見逃せない要素があります。カロリーの総摂取量に占める炭水化物の割合が減ったことです。１００年前の日本人はカロリーの80％を炭水化物から摂取していました。この比率が現在では50〜60％まで下がっています。お米を食べる量も50年前の半分になりました。

これでも先進国のなかでは炭水化物の摂取比率が最も高いのですが、もともとインスリンの分泌量が少ない日本人が炭水化物をあまり取らなくなると、どうなるでしょうか?

インスリンが少なくても、炭水化物の摂取が多ければブドウ糖を必要なだけ細胞に取り込むことができました。しかし炭水化物の摂取が減ると、少ないインスリンではブドウ糖を十分確保できません。膵臓はインスリンの分泌を高めようと頑張りますが、次第に疲れて機能が低下します。インスリンを作る細胞の数が減って、残った細胞もインスリンを十分作れなくなり、やがてインスリンをほとんど分泌できなくなると、それほどの肥満でなくても糖尿病になってしまうのです。この現象は、もともとインスリンの分泌量が多い欧米人ではあまり見られません。炭水化物の摂取が少なくても、インスリンをしっかり分泌してブドウ糖を確保できるからです。

このように、同じ糖尿病といっても日本人と欧米人では発症の仕組みが異なります。日本人が糖尿病を予防し、進行をおさえるうえで最も重要なのは、内臓脂肪を減らすこと、そして炭水化物を十分摂取することです。

減量の効果は抜群で、体重を2~3kg落とすだけで血液の中のアディポネクチンが増加することがわかっています。内臓脂肪は皮下脂肪とくらべて脂肪の合成と分解が活発なので、たまりやすい反面、皮下脂肪より先に落ちます。日本人は遺伝的に糖尿病になりやすいものの、少し努力すればハンデを跳ね返すことができるのです。

そして減量法についても、ここ数年、日本人が糖尿病を予防するうえで大いに参考になる論文がいくつか発表されています。一つは、単に体重を減らすのではなく、体についた脂肪を減らすには、脂肪の摂取を減らす低脂肪食と、ご飯やパン、うどんなどの炭水化物の摂取を減らす低炭水化物食のどちらが有効か調べたものです。[*3-5]

この研究が重要なのは、日本人にとって問題なのは「内臓脂肪」であって、欧米人のように体重そのものを30kgとか50kg落とさなければならない人は多くないからです。すると、低脂肪食は、低炭水化物食とくらべて体内の脂肪が1・7倍多く落ちることがわかりました。ところが体重は低炭水化物食のほうが減ったのです。

これについて研究者らは、炭水化物は水と結びつく性質があるので、炭水化物の摂取を減らすと、それにつれて体内の水分が減るからではないかと推測しています。つまり、低炭水化物食で体重が減ったのは水が抜けただけだというのです。

この他に、炭水化物を少ししか食べないグループは、十分に食べているグループとくらべて死亡率が約1・3倍高いというデータもあります。これは、合計27万人を対象に、5～26年間実施された複数の研究結果をまとめて分析した論文から明らかになったものです。[*3-6]

近年、炭水化物の摂取を大きく減らす糖質制限が糖尿病に有効だ、血糖値が下がり、体重が減った、体調に異変も起きていないと主張する人がいます。確かに、炭水化物を制限すれば血液中のブドウ糖が減りますから血糖値は下がるでしょう。先に書いたように水が抜けて体重も落ちます。また、体調をくずす人が多くないのにも理由があります。糖質制限経験者の話をよく聞くと、たいていは炭水化物をそれほど制限できていません。炭水化物は、お米やパン、麺類だけでなく野菜や海藻、そしてブドウ糖として果物にも豊富に含まれています。本人は制限しているつもりでも、実際にはかなりの量が体に入っているので大きな問題が起きないのです。

心配なのは、きまじめに糖質制限に取り組む人です。炭水化物を大幅に減らせば、その分、脂肪の摂取比率が上がるだけでなく、特定の食品を徹底的にさけることで、そこに含まれる有効成分がすべて摂取できなくなります。真剣に打ち込むあまり、先のデータのように命にかかわるようなことがあったら何のための健康法かわかりません。

日本糖尿病学会は、さまざまな報告を検討したうえで、極端な低炭水化物食に警鐘を鳴らし、糖尿病患者さんも総摂取カロリーの50～60%を炭水化物から取るようすすめています。[*3-7] これは現代の一般的な日本人の摂取比率と同じです。

ただし、体には、ブドウ糖や、たくわえてあるグリコーゲンを優先的に使う仕組みがあるので、炭水化物を摂取し過ぎると、いくら脂肪の摂取を減らしても内臓脂肪が減りにくくなります。内臓脂肪の蓄積に悩む人はほぼ例外なく必要以上に炭水化物を食べています。適量におさえるのが大切です。

糖尿病予防のコツ

そして２０１４年には、日本人にとって望ましい食生活のヒントとなる研究成果が報告されました。先に見たように、日系人を含む東アジア出身の米国移民は、同じ生活をしていると欧米白人より高い割合で糖尿病を発症します。その原因が食生活にあるかどうか確かめるために、東アジア系米国人と米国白人に、アジアの伝統的な食事と、一般的な米国の食事を続けて食べてもらい、糖尿病に関する数値がどう変わるか調べる研究がおこなわれました。[*3-8]

インスリンの効き目は、朝起きてすぐ、何も食べない状態で血液中のインスリンの量を調べることで判定しました。インスリンの効き目が悪くなると、なんとかしてブドウ糖を細胞に取り込むために、膵臓が頑張ってインスリンの分泌を増やすからです。インスリンの効き目を判定する方法はいくつかあり、それぞれ長所と短所があります。これは簡易な検査法ではありますが、もっと厳密な検査法から得られた結果と照らし合わせてみると、このときインスリン濃度が15μU／mℓ以上あれば、インスリンの効き目が明らかに悪くなっていると診断できることがわかりました。

研究に用いたアジアの伝統的な食事は、食物繊維が多く、炭水化物の摂取比率も現代の和食よ

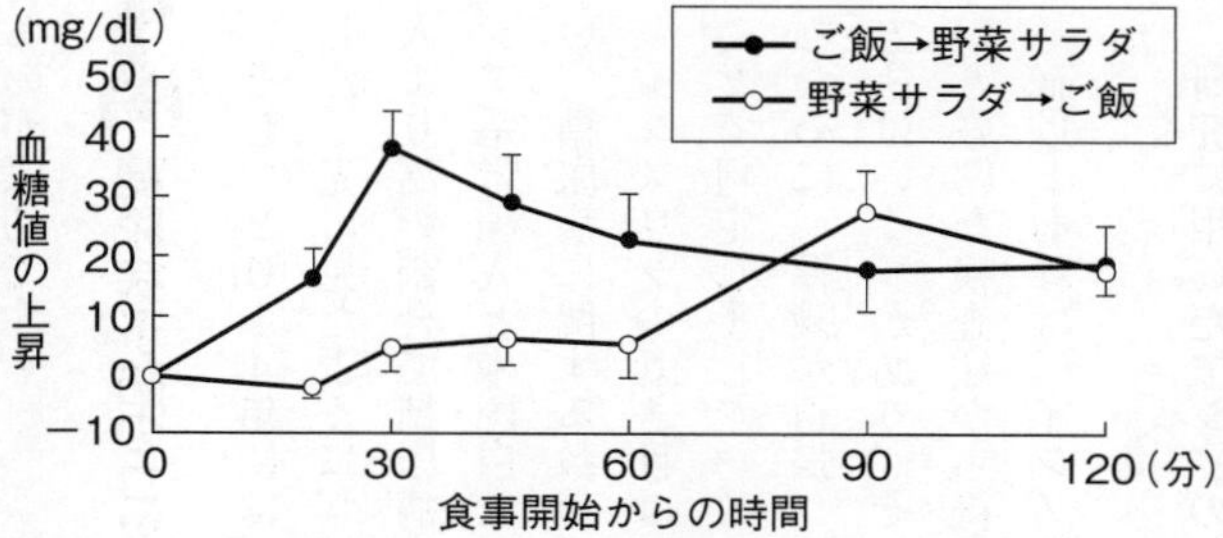

図3−6　野菜から食べると血糖値の上昇がおだやかに

食事開始時点をゼロとする血糖値の変化を見ると、食べる順番を変えるだけで血糖値の上昇がおだやかになり、膵臓への負担が軽くなる。

(金本郁男ら:『糖尿病』53(2), 96-101, 2010より改変)

り高くなっていました。もう一方の米国風の食事は食物繊維の量が半分以下で、炭水化物の摂取比率も低いものでした。この2種類の食事を8週間ずつ食べてもらったところ、目を見張るような結果が得られました。

アジアの伝統食を食べると、東アジア系米国人も米国白人もインスリンの効き目が上がりました。ところが米国食では、東アジア系米国人だけがインスリンの効き目が悪くなったのです。

さらに、東アジア系米国人は、アジアの伝統食を食べると悪玉コレステロール(LDL)の数値が下がる傾向も見られました。炭水化物をしっかり取り、脂肪は少なく、食物繊維をたっぷり取る伝統的な食事が、糖尿病をはじめとする生活習慣病から東アジア人を守ってきたのかもしれません。

もともとインスリンが少ない日本人は、軽い高血糖が続くだけでも膵臓が疲れ、やがて膵臓の機能がおとろえて糖尿病を発症します。そのため、日本人の糖尿病の予防と治療の基本は、膵臓の機能を守り、可能な限り回復させることです。

日常生活でできる工夫はあるでしょうか？　図3－6は、ご飯と野菜サラダのどちらを先に食べるかで、血糖値の上がりかたがどう変わるか見たものです。野菜サラダを先に食べると、血糖値がゆっくり上昇するだけでなく、最も高くなったときの数値が低いことがわかります。食事による血糖値上昇の9割は炭水化物によるもので、野菜に限らず、蛋白質や脂肪、そして食物繊維が豊富な食品は血糖値をほとんど上げません。それどころか、一緒に摂取した炭水化物が分解されてできるブドウ糖の吸収をおだやかにしてくれます。血糖値の上昇が遅くなれば、膵臓はインスリンを少しずつ分泌すればよいので負担が軽くなります。

真っ先にご飯をかき込む人がいますが、糖尿病を予防するには、野菜や肉、魚などのおかずを先に食べるほうが良いということです。先ほどの研究では、アジアの伝統食には1000㎉あたり食物繊維が15g入っていました。日本人のカロリー摂取量にあてはめると1日にざっと30gになりますが、現在の日本人はこの半分しか摂取できていません。相当意識して増やす必要があるでしょう。そして落ち着いて、よく嚙んで食べましょう。ゆっくり食べれば血糖値もゆっくり上がるので、膵臓の負担を減らせます。

さて、日本人を糖尿病から守ってくれる和食は、おかずにも秘密があります。以前から、大豆や大豆製品の摂取が糖尿病の発症率低下と関連すること、そして大豆に含まれるイソフラボンを多く摂取する人は、空腹時ならびに食後のインスリン濃度が低いことがわかっていました。インスリン濃度が低いのは、インスリンがしっかり効いていることの指標になります。

さらに、ネズミを使った実験からは、大豆蛋白質の摂取によって内臓脂肪と皮下脂肪が減り、空腹時血糖値が低下して、善玉アディポネクチンが増えるというデータが得られています。[*3-9] これらの研究結果をもとに、大豆製品の摂取と糖尿病発症の関連について大規模な調査をおこなったところ、大豆製品を多く摂取すると、肥満した女性と閉経後の女性で糖尿病の発症率が下がる可能性が示されました。どちらも女性のなかでは糖尿病になりやすい人たちですから、これは朗報と言えそうです。

もう一つが魚です。日本人約5万人を、魚の摂取量にもとづいて4つのグループに分けて5年間調査したところ、魚の摂取が増えるほど男性の糖尿病の発症率が下がりました。

このうち、とくに効果が高かったのが、アジ、イワシ、サンマ、サバなどの背中の青い魚とウナギでした。いずれも脂が多い魚です。魚の脂には、おなじみのEPA（エイコサペンタエン酸）とDHA（ドコサヘキサエン酸）が豊富で、日本人を含むアジア人はEPAとDHAの摂取で糖尿病の発症率が下がることも示されています。ところが不思議なことに、欧米人を対象にした研究では同じような結果が得られておらず、魚を食べると逆に糖尿病の発症率が上がるというデータすらあるのです。もしかしたら、アジア人にはEPAとDHAが作用しやすい何らかの遺伝的素因があって、これが人種差につながっているのかもしれません。

糖尿病がなかった時代の日本人は、よく歩き、玄米や雑穀米をしっかり食べて、定番のおかずは、アジ、サンマ、サバなどの背中の青い魚と大豆製品、そして野菜や海藻でした。和食には欠点もあるのですが、糖尿病予防にはきわめて有効といえます。和食の課題と、EPAならびにDHAについては次章以降でも取り上げます。

第3章のポイント

- 日本人を含む東アジア人はインスリンの分泌量が欧米白人の半分から4分の1しかない。また、インスリンの作用を助けるアディポネクチンの分泌が少ない人が多い。しかし、インスリンがしっかり働くような生活習慣を送ってきたため、糖尿病が少なかった。
- 近年の糖尿病増加の原因は、カロリーの総摂取量や砂糖の摂取量の増加ではなく、脂肪の摂取が相対的に増えたこと、そして運動不足である。これにより内臓脂肪が増え、インスリンの効き目が悪くなった。特に日本人男性は内臓脂肪がつきやすい。
- 日本人は炭水化物の摂取が減ると膵臓に負担がかかり、インスリンの分泌がさらに減って糖尿病を発症しやすくなる。

- 東アジア人は、食物繊維が豊富で脂肪が少ないアジアの伝統的な食事を食べることが糖尿病の予防につながる可能性がある。
- 大豆製品はインスリンの効き目を良くするようだ。また、日本人を含むアジア人は、背中の青い魚に多いＥＰＡとＤＨＡの摂取で糖尿病の発症率が下がることが示されている。

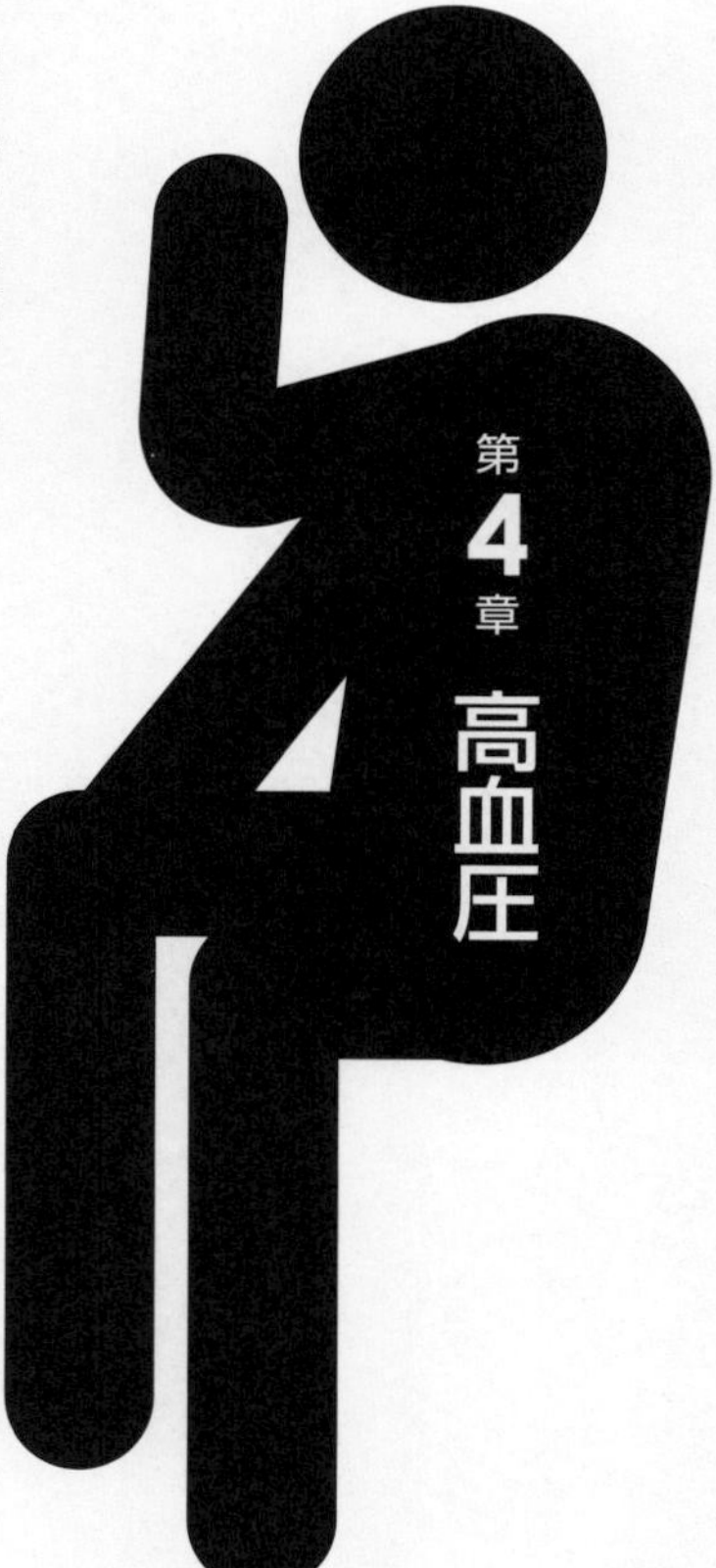

第4章 高血圧

高血圧は遺伝で決まる？

日本は昔から血圧が高い人が多く、厚生労働省の「平成26年患者調査」によると、現在約1011万人が高血圧の治療を受けています。予備軍も合わせると全国で5500万人にのぼるという試算もあり、成人の2人に1人が高血圧と指摘する専門家もいます。

かつては、高血圧によって脳の血管が破れる脳出血が日本人の最大の死因でした。1965年には、脳出血をはじめとする脳血管障害による死亡率が世界一高かったという記録があります。粘り強い取り組みにより脳出血の発症率は低下したものの、現在でも死亡する人や、運動障害、認知障害などの後遺症に苦しむ人が少なくありません。

脳出血は、脳が大きく発達した人間にだけ起きる病気です。人間は脳で複雑な情報処理をおこなうため、酸素と栄養をたっぷり含む新鮮な血液を脳に大量に供給する必要があります。そのため人間の脳の血管は他の動物とくらべて太くなっていますが、脳全体に血液を循環させるには何度も枝分かれせねばならず、どうしても血管が細くなった部分ができてしまいます。血圧が高い状態が続くと、この細い部分に負担がかかり、破れやすくなります。

日本に高血圧の人が多いのは遺伝的素因の問題でしょうか？　確かに、両親ともに正常血圧の人が高血圧になる割合が５～10％であるのに対し、両親がそろって高血圧だと、子供の２人に１人が高血圧になると言われています。

これに関連して、近年、話題になったのが「食塩感受性」です。食塩感受性が高い人は、塩を多く摂取すると、血圧が上がった状態が長く続くとされています。そして、この食塩感受性には個人差の他に人種差があり、アフリカ系の人、日本人を含む黄色人種、そして欧米白人の順で高いという報告があります。こう聞くと、なるほど、高血圧になるかならないかは生まれもった遺伝子で決まり、日本人はもともと上がりやすいということか。……こう考えたくなってしまうかもしれません。

最近になって、世界のおよそ26万人の遺伝子を解析する大規模な研究がおこなわれ、高血圧の発症に関連する遺伝子がいくつも発見されました。[*4-1] しかし、どの遺伝子に変異が起きても、それだけで高血圧の発症率が大きく上がることはないのです。また、これがあれば食塩感受性が高くなるという遺伝子や遺伝子変異は見つかりませんでした。これはどういうことでしょうか？

話を進める前に整理しておくと、高血圧には多くの原因が重なって起きる本態性《ほんたいせい》高血圧と、腎臓病やホルモンの病気など、はっきりした原因がある二次性高血圧があります。日本の高血圧患者さんの90％以上が本態性高血圧なので、本章では本態性高血圧について説明します。

食塩が犯人になったきっかけ

塩が高血圧の犯人とされるようになったのは、1960年に発表された論文がきっかけでした。図4－1はこの論文に掲載された有名な図です。調味料として塩を使う習慣がないアラスカの先住民は血圧が高い人が少なく、逆に塩を多く摂取する日本の東北地方は高血圧の人が多かったことを示しています。

後になって、この研究はあまり厳密におこなわれたものではなかったことが明らかになりましたが、図で「日本人（北部）」となっている東北地方は実際に塩分の摂取量が多く、日本で1950年ごろ出された報告にも、この図に記されたのと同じく、1日25gの塩分を摂取していると書かれています。

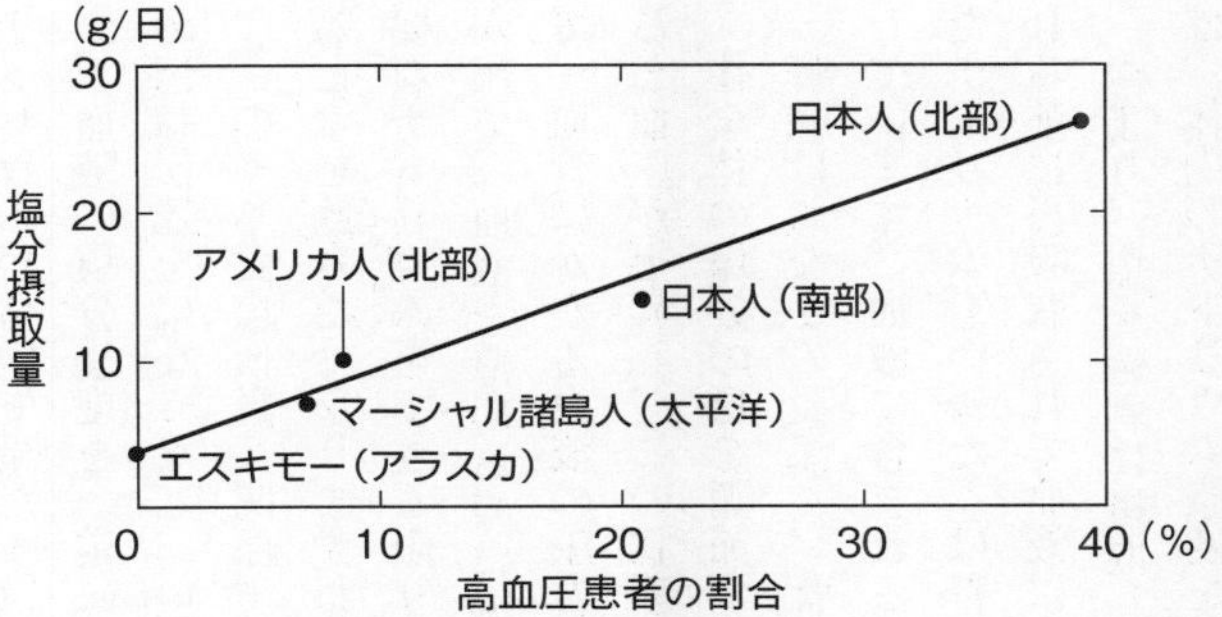

図4-1　塩分摂取量と高血圧発症率の国際比較

食塩仮説のきっかけになった論文に収録された図。
塩分摂取量が多い地域ほど高血圧患者の割合が高くなっている。
（L.K. Dahl, "Possible role of salt intake in the development of essential hypertension", *Int. J. Epidemiol*, 1960より改変）

そして、この論文以外にも、ネズミに食塩を大量に与えたらネズミが高血圧になったという報告があったことから、塩分の取り過ぎが高血圧の原因らしいという「食塩仮説」が生まれました。

塩を過剰に摂取すると血圧が上がる理由は、次のように説明されています。

生命は海から生まれたと言われるとおり、最初の生物は海の中で発生しました。そのため、人間をはじめとする動物は、すべて、塩に含まれるナトリウムを利用しながら体の機能を維持しています。海から陸に上がった動物が塩の少ない環境で生きていくには、体の中に効率よく塩をためる仕組みを作ることが絶対に必要でした。

こうしてできあがった人間の体は、体重の約３分の２が水、正確にいうと薄い塩水で、体重60kgの人なら体内に塩分を約２００gためています。

ナトリウムが体内で果たす役割を全部説明しようと思うと、それだけで本が1冊書けるほどですが、血液の塩分濃度を一定に保つ、体内の水分量を調節する、筋肉の運動にかかわる、神経細胞の情報伝達をになうなど、いずれも生命の維持に欠かせないことばかりです。

このうち食塩仮説と関係するのが、血液の塩分濃度を一定に保つ働きです。塩辛いものを食べると水を飲みたくなりますね。これは血液を水で薄めることで塩分濃度を下げて、生命活動に必要なナトリウムをできる限り一定の濃度で全身の組織に運ぶためです。このときは細胞からも水が出て、血液を薄めるのに協力します。しかし、こうなると水が入った分だけ血液の量が増えて、血管にかかる血液の圧力、すなわち血圧が上がってしまいます。だから塩分を過剰に摂取すると血圧が上昇し、この状態が続くと高血圧になると考えられているのです。

体全体の塩分の量を調節する仕組みはもう一つあり、こちらは腎臓が主役です。

腎臓はおなかの奥深く、背中に近いところに左右1個ずつあって、大きなそら豆のような形をしています。血液に含まれる不要な物質は腎臓で尿の中に排出されるようになっており、あまったナトリウムもいったんは腎臓から出て行きます。しかし、ナトリウムは実際に尿として排泄される前に再吸収されて血液に戻り、それでも残った老廃物だけが濃縮されて尿になります。

つまり、塩を過剰に摂取した場合でも、腎臓でのナトリウムの再吸収を減らすことができれば、体内のナトリウム濃度を下げられるということです。ところが、人間にとってナトリウムは非常に大切なものなので、腎臓はナトリウムを再吸収するのは得意でも、捨てるのが苦手です。余分な塩分を排泄するには時間がかかり、そのあいだは血液を薄めて少しでも塩分濃度を下げるしかありません。そのため血圧が上がった状態が続いてしまうのです。この腎臓から塩分を排泄する能力が下がった状態を、「食塩感受性が高い」と表現しています。これをちょっとおぼえておいてください。

食塩仮説を受けて、日本は国をあげて食生活の改善を進めました。健康志向の高まり、調味料の多様化、冷蔵庫の普及も追い風になって、日本人の塩分摂取量は減少し、2015年には成人の平均が1日あたり10・0gまで減少しています。図4－2の上のグラフを見てください。これでも世界の主要国のなかではトップクラスの摂取量ではありますが、戦後で最も多かった1956年の数値とくらべると、60％ぐらいになっています。さて、その効果はどうだったでしょうか？

図4－2の下のグラフは、日本人の収縮期血圧、いわゆる上の血圧の変化を示したもので、高齢化の影響を受けないようにデータを処理してあります。このグラフからわかるように、男性も女性も順調に低下を続け、世界保健機関（WHO）が2008年に公表した統計によると、日本人の血圧は男女ともに世界の平均より低くなっていました。減塩の効果がしっかり出ていると言えそうです。この統計で血圧が高い人が多かったのはロシアと旧東欧諸国、北欧など。西欧は日

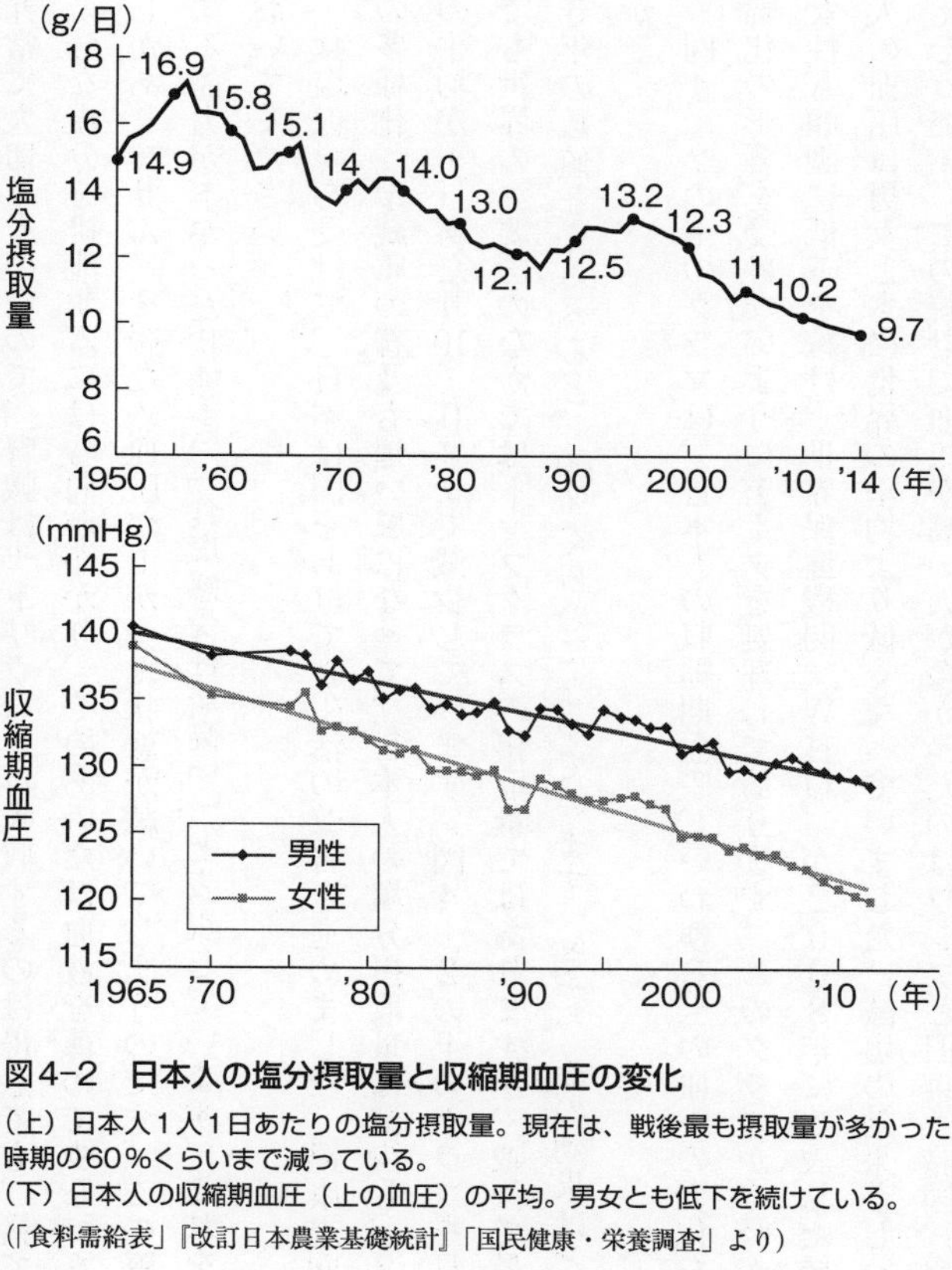

図4-2　日本人の塩分摂取量と収縮期血圧の変化

（上）日本人１人１日あたりの塩分摂取量。現在は、戦後最も摂取量が多かった時期の60％くらいまで減っている。
（下）日本人の収縮期血圧（上の血圧）の平均。男女とも低下を続けている。
（「食料需給表」『改訂日本農業基礎統計』「国民健康・栄養調査」より）

本と同じくらいの国が多く、アジアの大部分の国と北米は高血圧の発症率が高くありません。

ところがＷＨＯは世界の人の減塩目標を１日５ｇ未満とし、日本高血圧学会も、『高血圧治療ガイドライン２０１４』のなかで、１日６ｇ未満とするようすすめています。現在の日本人の摂取量をさらに半分まで減らせというのですが、その一方で、減塩による降圧効果は下げ止まりが近づいているとの指摘もあります。減塩の努力は続けるにしても、他に方法はないのでしょうか。

じつは塩分だけでは説明できない

食塩仮説のきっかけになった論文が出てから20年後の１９８０年、血圧と塩分摂取について、もっと厳密な調査がおこなわれました。その結果をまとめたのが図４－３です。これは世界各地に住む50代男性の収縮期血圧の平均と、それぞれの塩分摂取量の関係を見たもので、ここに現代の日本人の数値を星印で書き加えてあります。

これを見ると、確かにブラジルの先住民（北方部落民、ヤノマミ）は、塩分をほとんど摂取せず、血圧が非常に低いことがわかります。しかし、やはり塩分の摂取量がほぼゼロのニューギニア（高地）の人たちは、現代の日本人と血圧が大きくは変わりません。また、塩分摂取量が日本と同じか、もっと少ないのに、血圧が明らかに高い地域もあります。たとえば西インド諸島やイギリス（南ウェールズ）がそうです。塩分摂取が非常に多い地域は例外なく血圧が高いものの、１９６０年のデータとくらべると、塩分と血圧の関係がぼやけている印象を受けます。

これに続いて、「インターソルト・スタディ」という世界規模の調査が１９８８年からおこな

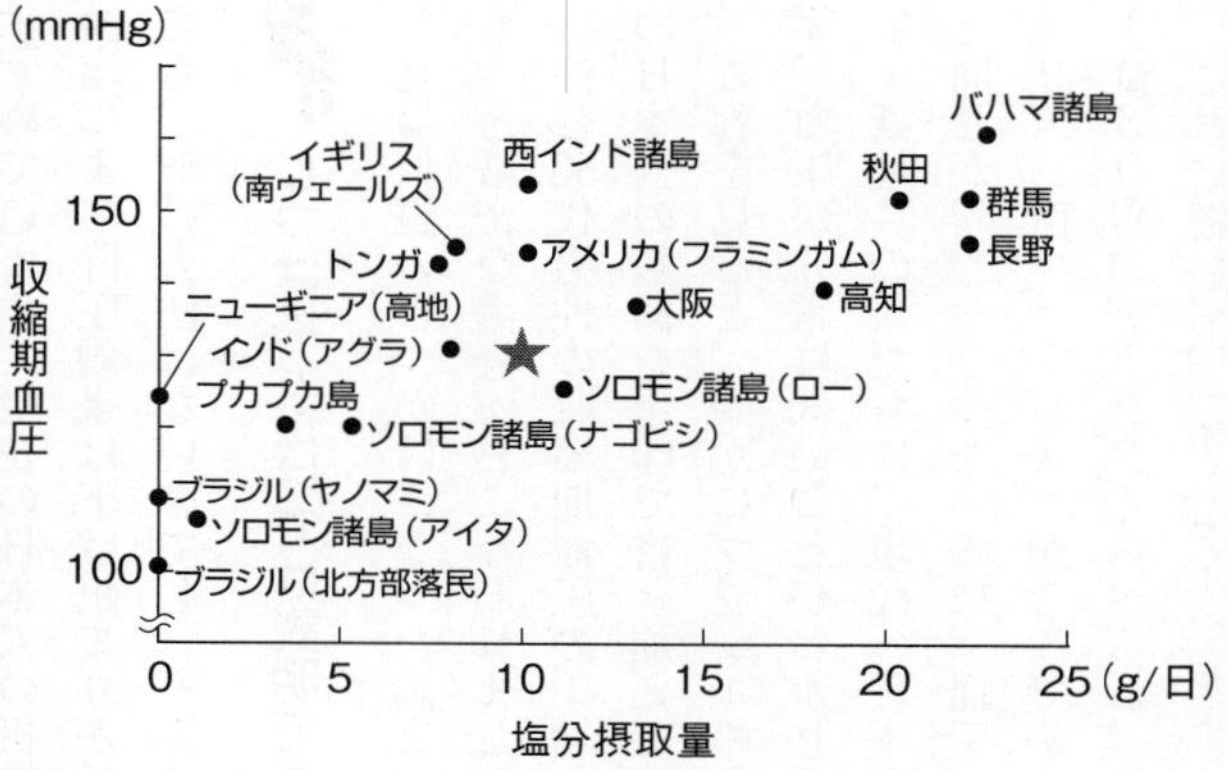

図4-3　塩分摂取量と収縮期血圧の国際比較(1981年)

図4-1と比べると、塩分摂取量と血圧に強い相関関係はみられない。
星印は現代の日本人の数値を示す。

(池田正男：第4回日本高血圧学会、1981年／伊藤敬一『食塩と健康の科学』(講談社) より改変)

われました。すると驚いたことに、減塩しても必ずしも血圧が下がるとは限らないこと、そして高血圧は、むしろアルコールや肥満など、塩分摂取以外の影響を強く受けることが示され、大きな反響を呼びました。[*4-2]

じつは、このことは日本の東北地方での調査からもわかっていました。[*4-3] 東北地方、とくに秋田県は脳出血による死亡率が高く、長年にわたって対策を進めてきました。そのため膨大な研究データの蓄積があります。1950年代の初めには、高血圧患者さんの割合が秋田県の農村は60%にのぼり、これとは対照的に、脳出血が少なかった岩手県の漁村では20%と報告されていました。その差、なんと3倍です。

この二つの地域を比較したところ、冬になると厳しく冷え込むのは同じでも、生活習慣に大きな違いがあることがわかりました。脳出血が多い農村の人は、冬は雪に閉ざされて新鮮な野菜や魚が手に入らないので、塩味の強い漬物や干し魚を食べていました。米どころであったことから、どぶろく作りが盛んで、屋内で酒を酌み交わしながら静かに春を待つのが常でした。その一方、脳出血が少ない漁村の人たちは、海藻や野菜、そして新鮮な魚を多く食べる一方で、米が不足しがちだったためにあまり飲酒をせず、冬も漁に出て体を動かしていたのです。

新鮮な魚は質の良い動物性蛋白質を含んでいます。蛋白質は血管を丈夫にしますし、動物性蛋白質に多く含まれる含硫《がんりゅう》アミノ酸という成分は、交感神経の興奮をしずめて血圧を下げる働きがあります。そのため秋田県全域で、減塩指導とともに、魚や肉に含まれる動物性蛋白質の摂取をすすめ、必要に応じて血圧を下げる薬を使用したところ、脳出血による死亡が激減しました。

日本全体の食生活にも同じ変化が起きています。蛋白質の総摂取量は、この１００年間で１・３倍になり、それ以上に動物性蛋白質と植物性蛋白質の摂取比率が大きく変わりました。図４－４のグラフをご覧ください。動物性蛋白質は、肉、魚、卵、乳製品などに多く、植物性蛋白質は豆や豆腐などの大豆製品、そして米、野菜、果物に含まれています。

１００年前の日本人が摂取する蛋白質は95％が植物性で、動物性蛋白質はほとんど取っていませんでした。しかし戦後に入ってきた米国の食文化の影響もあって、動物性蛋白質の摂取が急速

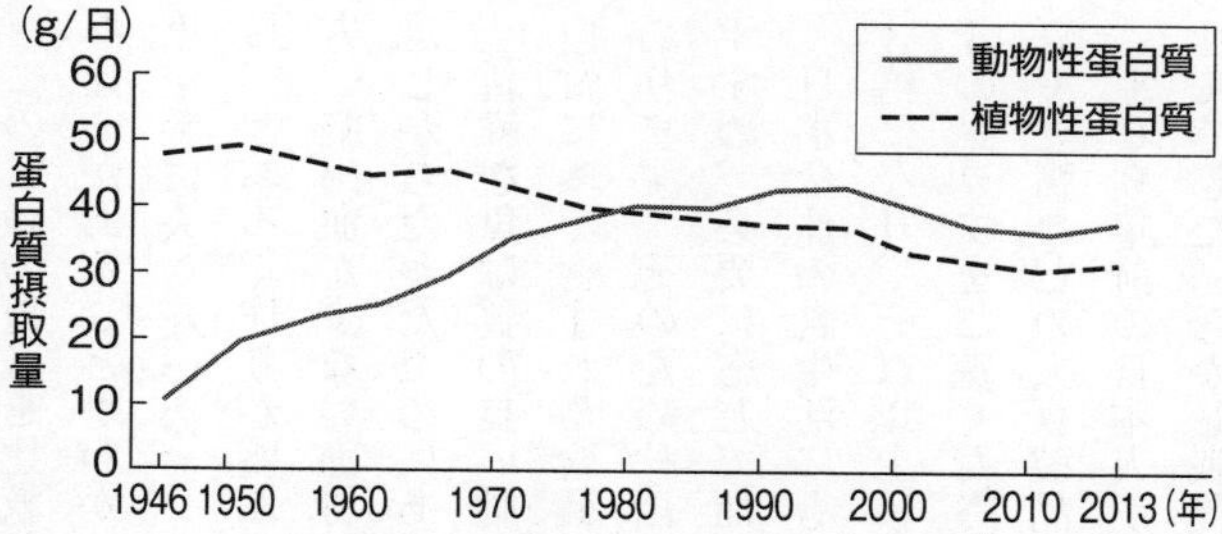

図4-4　日本人の蛋白質摂取量の変化

動物性蛋白質の摂取が増え、植物性蛋白質の摂取が減っている。
近年は摂取率がほぼ1対1の状態が続いている。
(「国民栄養の現状」、「国民栄養調査」、「国民健康・栄養調査」より改変)

に増え、その一方で植物性蛋白質の摂取が減少しました。その結果、1980年ごろから動物性と植物性の摂取量がほぼ同じ状態が続いています。脳出血の発症率はぐんぐん下がり、この時期以降、日本は長寿世界一になりました。

蛋白質だけではありません。脂肪には飽和脂肪酸と不飽和脂肪酸が含まれています。その比率は食品によって違い、肉の脂肪はおおむね飽和脂肪酸が多く、魚の脂肪はたいてい不飽和脂肪酸が多くなっています。詳しくは第5章128ページを見て下さい。日本人を対象とするコホート研究から、飽和脂肪酸を多く摂取する人ほど、日本人に多いタイプの脳出血と脳梗塞の発症率が下がることが示されました。飽和脂肪酸に血管を丈夫にする作用があるからではないかと考えられています。

ただし、動物性食品の摂取を増やすのは危険と紙一重です。とくに肉は脂肪の取り過ぎにつながりやすく、糖尿病、心筋梗塞、他のタイプの脳梗塞、そして一部のがんの発症率が上がります。動物性食品の摂取は、これ以上増やさないほうが良いでしょう。

動物性蛋白質だけでなく、豆類などの植物性蛋白質も血圧の上昇をおさえます。女性ホルモンであるエストロゲンには血管を広げて血圧を下げる作用があり、大豆製品に含まれるイソフラボンが体内で女性ホルモンに似た働きをすると考えられています。日本と同じく大豆製品を多く食べる中国でおこなわれた11件の研究を総合的に分析したところ、高血圧患者が大豆の摂取を増やすと、収縮期血圧も、下の血圧である拡張期血圧も、大きくではないながら低下することが明らかになりました。[*4-4] 血圧が正常な人が大豆製品を食べても血圧に変化は見られませんでした。

このように、各地に暮らす人たちの生活習慣の違いは塩分摂取量だけではありません。カロリーの総摂取量、運動量、肥満度、体から出ていく塩分の量も違えば、乳製品や動物性蛋白質の摂取量も違います。気候や、土壌に含まれるミネラルの比率、さらにはアルコールやタバコの消費量もさまざまでしょう。本当に有効な対策を立てるには、塩分以外のさまざまな条件が血圧に与える影響についても調べる必要があります。

食塩感受性は変動する

食塩感受性についても興味深いことがわかってきました。

食塩感受性の高さは生まれつき決まっていて生涯変わらないわけではなく、さまざまな環境要因によって、高くなったり低くなったり、ダイナミックに変動するというのです。[*4-5] これまでに、ストレス、肥満、糖尿病、メタボリックシンドローム、睡眠障害、慢性腎臓病などにより食塩感受性が上がることが示されました。言い換えると、これらの要因により、腎臓から塩分を排泄する能力が下がるということです。高齢者や女性はとくに影響を受けやすいと言われています。

これが深刻な問題になるのが、東日本大震災などの大きな災害が発生したときです。避難生活を送る人たちは昼夜を問わず大きなストレスにさらされるため、交感神経の活動が高まって食塩感受性が高くなります。避難所で提供される保存食は味の濃いものが多く、食塩感受性が上がった被災者がこれを食べると血圧が上がります。被災以前と同じように血圧を下げる薬を飲んでいるのに、血圧が十分下がらなくなった人もいました。避難所で暮らす人たちを対象におこなった調査では、なんと85％の被災者が、高血圧か、その予備軍と判定されています。この現象は「災害高血圧」と名づけられ、緊急の課題になりました。[*4-6]

じつはここにもエピジェネティクスがかかわっています。第1章で見たように、エピジェネティクスは環境要因によって遺伝子の作用の強さが変わる現象で、遺伝子自体は同じでも、そのスイッチがオンまたはオフになることで生体機能に変化が生じます。

災害高血圧で言うと、強いストレスが環境要因として働くことで食塩感受性に関連する遺伝子

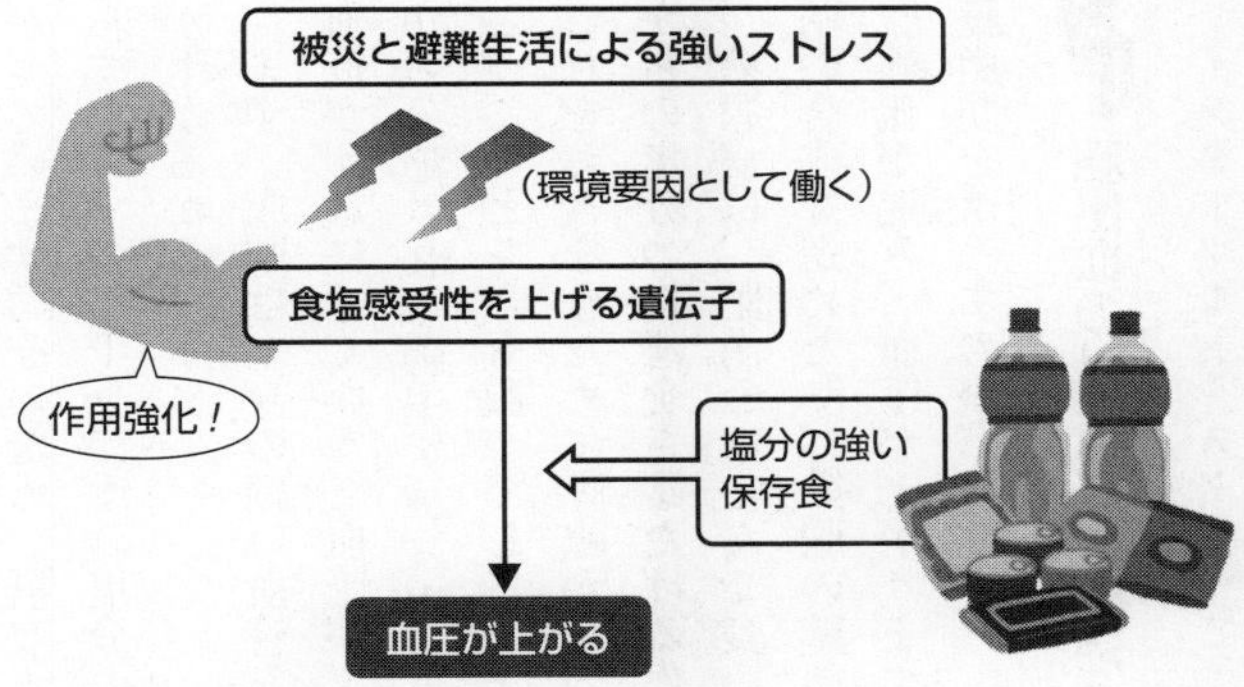

図4–5　災害高血圧が起こる仕組み

大きなストレスが環境要因として働くことで、食塩感受性を上げる遺伝子の作用が強まり（エピジェネティクス）、そこに塩分の強い保存食を食べると発生すると考えられている。

の作用が強まり、その状態で塩分を過剰に摂取すると血圧が上がるのです。このとき血圧がどこまで上がるかが人種によって異なり、アフリカ系や黄色人種は上がりやすいようです。

この仕組みを図４－５にまとめました。図の中央あたりに「食塩感受性を上げる遺伝子」と書きましたが、先に述べたように、食塩感受性の強さを決める決定的な遺伝子があるかどうかははっきりしていません。現時点では、血圧上昇に関連する複数の遺伝子と、生活習慣を含めた環境要因、そして環境要因が体に与える影響に関連する遺伝的素因が複雑に重なり合って食塩感受性を高めたり、おさえたりしていると考えられています。

近年、注目されているのが肥満による高血圧で、肥満の人は、そうでない人とくらべて高血圧に２・３倍なりやすく、たいてい食塩感受性が上がっています。そのため、摂取する塩分を減らすと血圧が下がる傾向が見られますが、塩分を減らすだけでは不十分です。塩分の摂取や食塩感受性とは関係なく、肥満そのものによっても血圧が上がるからです。

まず、脂肪は全身の細い血管を圧迫して血圧を上げますし、内臓脂肪により動脈硬化が進むと血液が流れにくくなって血圧が上がります。また、善玉コレステロール（ＨＤＬ）と、脂肪細胞から分泌される善玉アディポネクチンには血圧を下げる働きがありますが、内臓脂肪が増えると、このどちらも減ってしまいます。さらに、内臓脂肪はインスリンの効き目を悪くするため、これをおぎなうために膵臓からのインスリンの分泌が増えます。ところが、インスリンには腎臓からの塩分の排泄をさまたげる作用があるのです[*4-7]。こうして血圧が上がります。

糖尿病は、肥満とならんで食塩感受性を高める要因の一つでした。過剰のインスリンは中性脂肪の合成を進めたり、動脈の壁の細胞を増殖させて壁を厚くしたりするため、これによっても動脈硬化が進み、血圧が上がります。高血圧、糖尿病を予防し、状態を改善するには、減量して内臓脂肪を落とすのが第一です。

脳出血のリスクは、飲酒で2・5倍、喫煙で2倍に

インターソルト・スタディで、肥満に加えて血圧を上げると指摘されたのがアルコールです。

図４-６からわかるように、１日あたりのアルコールの摂取量が増えるほど血圧が高くなります。

加齢により全身の血管で動脈硬化が進むと血圧が上がりますが、アルコールを毎日飲むと、アルコールを飲まない10歳年上の人の平均血圧と同じくらいになると言われています。「血管が10歳老ける」ということです。

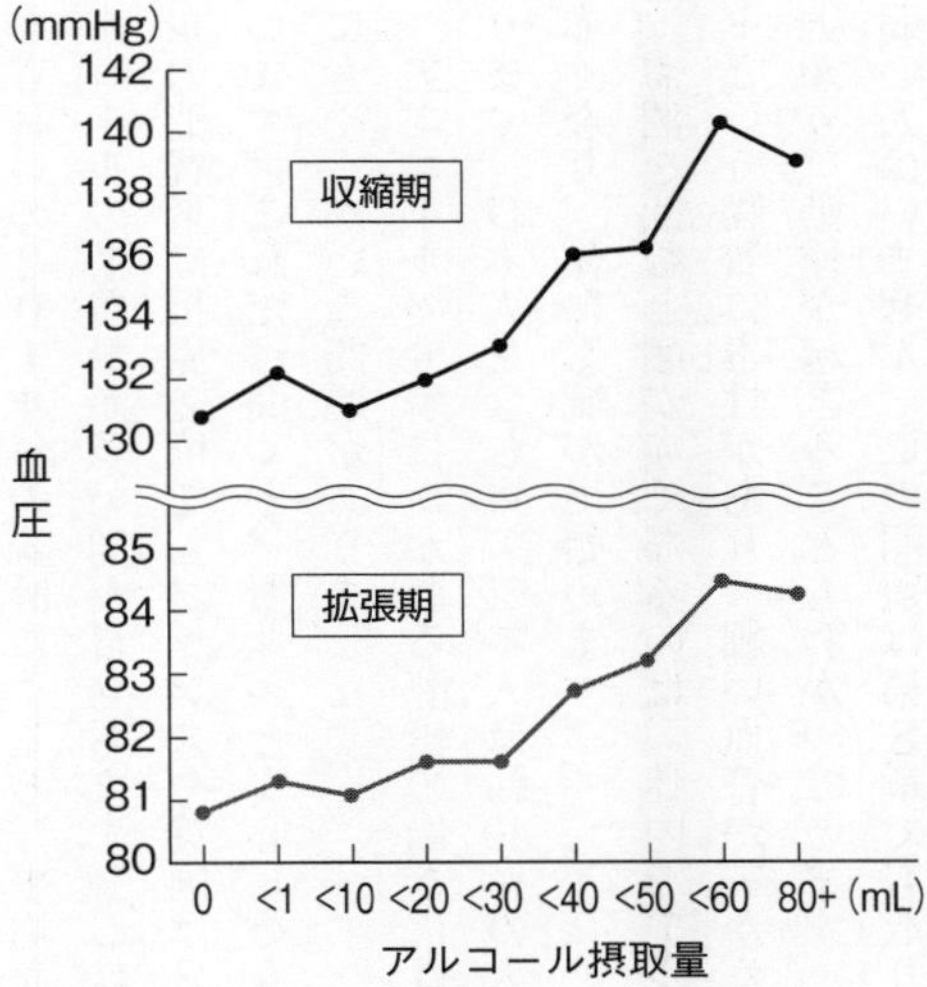

図4-6　アルコールで血圧が上がる

縦軸は収縮期血圧と拡張期血圧、横軸が１日あたりの純アルコール摂取量。摂取量が増えるほど血圧が上がる。

(Criqui M.H. Ranger R.D., *et al.*, *Circulation*, 1989; 80: 609より改変)

体に入る純粋なアルコールの量が問題なので、アルコール飲料の種類は関係ありません。アルコールで血圧が上がる原因は完全にはわかっていませんが、血管を収縮させ、心臓の拍動を速くするうえに、体内のマグネシウムやカルシウムなどのミネラルの排泄を促すことが指摘されています。このミネラルの問題については、あとで改めて考えましょう。

WHOの2014年の統計によると、平均血圧が高い国と地域のうち、とくに旧東欧諸国はアルコールの消費量が多い国が目立ちます。これに対して、日本国民1人あたりの純粋なアルコールの消費量は世界55位で、フランスや英国は日本の1・4~1・5倍、米国は1・2倍消費しています。これだけ聞くと、ちょっと安心しそうになりますが、そうは問屋がおろしません。ここにもやっかいな問題がありました。

アルコールの分解にかかわる酵素の働きには人種差があり、これは生まれもった遺伝子で決まります。日本人を含む東アジア人は約40%の人がこの酵素の働きが弱く、少し飲んだだけで顔が赤くなり、体に影響が出始めます。

お酒を飲むと顔が赤くなるのは、体内でアルコールが分解されるときにできるアセトアルデヒドという物質に毒性があり、細い血管が広がるからです。このアセトアルデヒドの作用で血圧が上がり、動悸が起きることもわかっています。欧米人やアフリカ系の人には、この酵素の働きが弱い人はいません。この問題は第8章でも取り上げます。

最近おこなわれた研究で、顔が赤くなるかどうかを指標にして、この酵素の働きが強い人と弱い人に同じ量のアルコールを毎日飲んでもらったところ、赤くなる人は、赤くならない人の半分の日数で血圧が上がることが示されました。しかも日本人女性は、男性とくらべて体にアルコールを吸収しやすいので、肝臓の障害をはじめとする体への悪影響が男性のさらに半分の量で出現します。

肝臓の病気だけではありません。飲酒は脳出血の原因でもあります。アルコールは脳梗塞の発症率にはほとんど影響しませんが、飲酒量が増えるにつれて脳出血の発症率が上がり、１日平均3合以上飲む人は、「ときどき飲む」と回答した人の約２・５倍高くなります。

これは、同じ東北地方でありながら、脳出血の発症率が低かった岩手県の漁村は飲酒量が少なかったという調査結果と一致します。血圧を上げずに飲める量は、日本酒なら１日１合、ビールなら中びん１本くらい。軽い高血圧なら１～２週間飲むのをやめれば血圧が下がり始めますが、また毎日飲むようになると、すぐ元に戻って、そうこうするうちに動脈硬化が進んで重度の高血圧になります。

そして、お酒を飲むとタバコが吸いたくなるという人がいますね。タバコを１本吸うと収縮期血圧が20㎜Hg上がり、とくに朝起きぬけの１本は40㎜Hgも押し上げます。日本人を対象に19年間にわたって実施された調査によると、タバコを毎日２箱以上吸う男性は、吸わない人とくらべて、脳出血と脳梗塞を合わせた発症率が２・２倍、心筋梗塞の発症率が４倍以上高くなります。飲酒して喫煙もするとなると危険がさらに高まります。

本質は食のミネラルバランスの乱れ

このように、さまざまな環境要因が、塩による血圧上昇作用を強めたり、塩分とは直接関係せずに血圧を上げたりしています。その一方で、塩分摂取が血圧に与える影響を打ち消してくれるミネラルが存在します。カリウムです。塩とカリウムはどういう関係にあるのでしょうか？

塩はナトリウムと塩素でできており、このうちナトリウムは、血液やリンパ液、細胞と細胞のすき間を満たす組織液などのおもな成分です。これらの液体にはカリウム、カルシウム、マグネシウムなど他のミネラルも溶けていて、互いに影響しながら大切な役割を果たしています。

このなかで、とくに大切なものの一つがカリウムで、細胞が正常に機能し、神経細胞が情報を伝え、筋肉が収縮し、細胞がブドウ糖、アミノ酸などの栄養素を取り込めるのは、すべてナトリウムに加えてカリウムの働きのおかげです。

血液に溶け込んだナトリウムとカリウムは、腎臓からいったん排出されたあとで大部分が再吸収されますが、このとき面白いことが起こります。腎臓がナトリウムを再吸収しようとしても、カリウムを十分に摂取していると、カリウムがナトリウムを引っぱって一緒に尿の中へ出ていくのです。つまりカリウムは、余分なナトリウムを排出して血圧を下げるのに役立つということです。

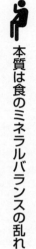

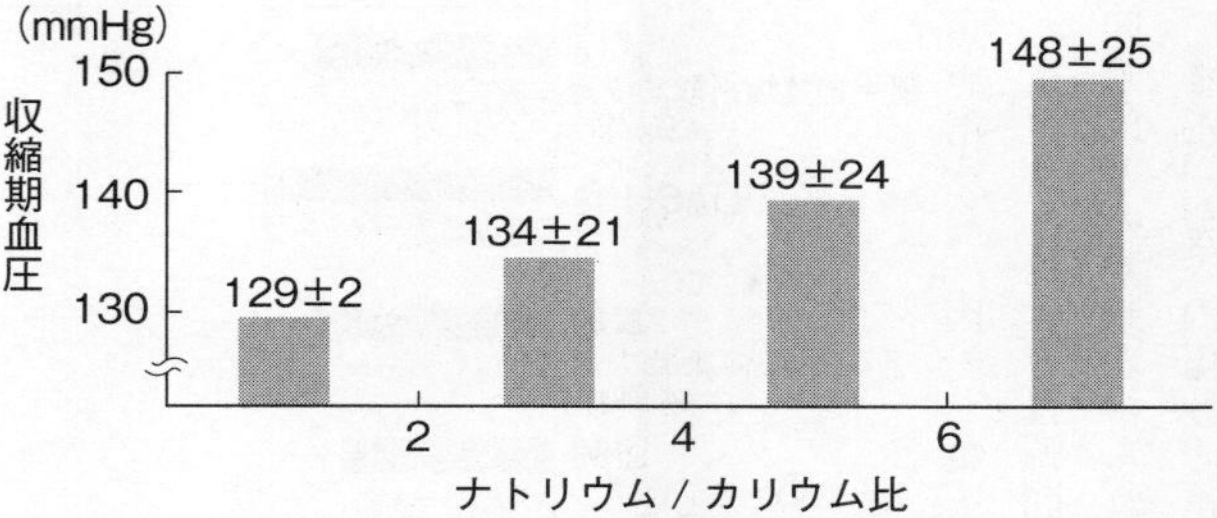

図4-7　ナトリウム／カリウム比が1に近づくほど血圧が下がる

図の左に行くほどカリウムの摂取量が増えてナトリウムの摂取量に近づく。これにつれて血圧が低くなっている。

(『脳卒中がほんとうになくなる日』(堀江良一　保健同人社) より改変)

実際、ナトリウムの摂取量に対して、カリウムを多く摂取している人ほど血圧が低いことを示すデータがいくつも出ています。図4-7を見てください。これは島根県でおこなわれた調査の結果をまとめたもので、ナトリウムとカリウムの摂取比率が1対1に近づくにつれて血圧が低くなっているのがわかります。またカリウムをしっかり摂取している高血圧患者さんは、そうでない患者さんとくらべて、後になって降圧薬を中止できる人の割合が高いことも示されました。

そしてこの効果は、とくにナトリウムを多く摂取している人、高齢の患者さん、食塩感受性が高いとされるアフリカ系の人ではっきり認められました。これは、塩分摂取量が多く、食塩感受性が上がりやすい日本人にとって嬉しいニュースです。

ではカリウムを十分摂取すると血圧がどのくらい変わるのでしょうか？　高血圧を予防するための食事に「D

ASH（ダッシュ）食」があります。
DASHとは「高血圧にならないための食事法」を意味する英語（Dietary Approaches to Stop Hypertension）の頭文字で、特定の食品や成分ではなく、食品の組み合わせによって血圧をコントロールしようという考え方にもとづいています。米国保健福祉省に属する米国国立衛生研究所（NIH）が考案しました。[*4-8]

一般的な欧米の食事より野菜や果物が多く、乳製品は低脂肪のものにして魚を増やし、肉やお菓子を減らして全体的に低脂肪、低カロリーになっています。高血圧患者さんにDASH食を3週間食べてもらったところ、血圧が5・5～11・5㎜Hg下がり、降圧薬を上回るほどの効果が得られました。塩分は減らしていません。

また、普段の塩分の摂取量にもとづいて3つのグループに分けて結果を分析したところ、塩分

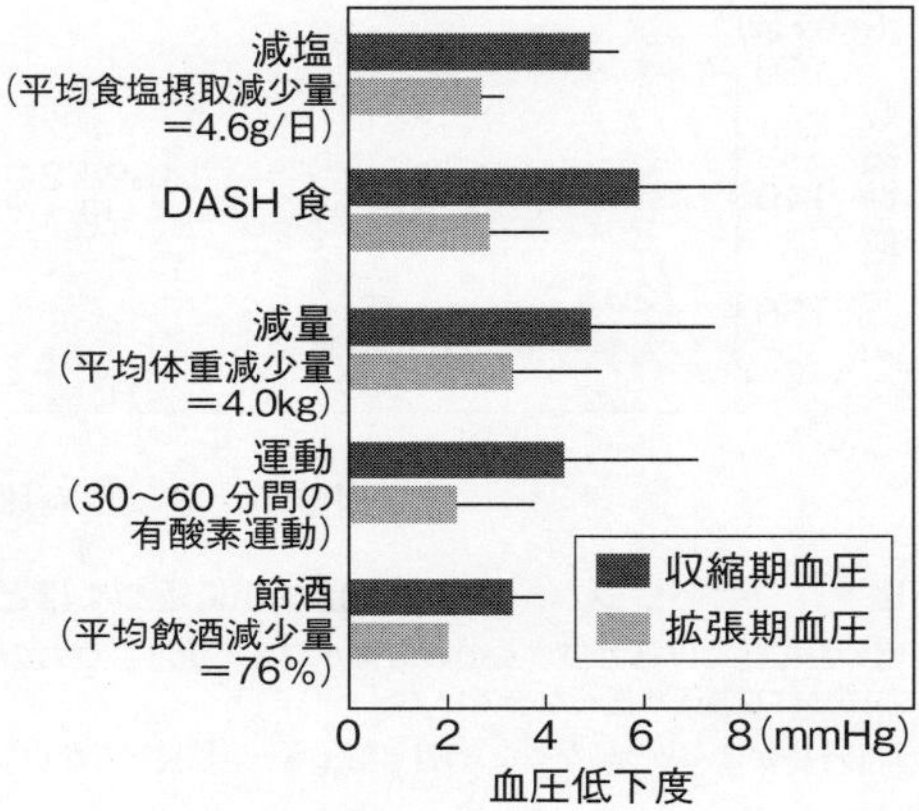

図4-8
生活習慣を変えると、血圧がどれくらい下がるか？
生活習慣を一つだけ変えたときの、血圧の低下度。棒グラフが長いほど効果があったことを示す。最も有効だったのがDASH食で、減塩と減量、運動と続く。
（『高血圧治療ガイドライン2014』より改変）

を1日8・6gと最も多く摂取していたグループについて興味深いことがわかりました。

このグループは、これまでの欧米食からDASH食にすると血圧が大きく下がりましたが、その効果は、欧米食を続けながら塩分摂取量だけを1日8・6gから3・9gまで減らした場合とほぼ同じだったのです。つまり、塩分以外の食事内容を変えるだけで、減塩と同じ効果が得られるということです。この論文の著者らは、高血圧の原因は塩分の過剰摂取ではなく、果物と野菜の摂取不足なのかもしれないと述べています。

日本高血圧学会による『高血圧治療ガイドライン2014』に掲載されたデータも、よく似た結果を示しています。実験の参加者に、減塩、減量など、生活習慣を一つだけ変えてもらって、血圧がどのくらい下がるかを比較した研究結果をまとめたところ、図4－8のグラフが得られました。棒グラフが長いほど、効果があったことを示しています。

すると、最も有効だったのがDASH食で、次いで減塩と減量が同じくらい、そして運動、節酒と続きました。減塩したグループは、1日あたりの塩分摂取量を実験前より平均4・6g減らしました。日本人の塩分摂取量は平均約10・0gなので、半分近く減らした計算ですが、そこまでしてもDASH食にかなわなかったということです。

塩分を減らせばいい、とは限らない

塩分をどこまで減らす必要があるかについては、専門家のあいだでも意見が分かれています。世界の10万人以上を対象に実施されたPURE（Prospective Urban and Rural Epidemiological Study）という研究からは、塩分の摂取量が多すぎても少なすぎても、死亡率や心臓病の発症率が上がるという結果が得られました。そのため、この研究を実施した専門家らは、塩分摂取は1日に7・6～15・2gの範囲にするのが望ましいとしています。[*4-9] こう聞くと、なあんだ、それなら苦労して減塩しなくていいんじゃないかと思ってしまいますね。ですが、これには条件がついていて、「ただしカリウムを十分摂取すること」となっています。

じつは和食には残念な欠点があります。摂取するナトリウムの割にカリウムが少ないのです。少なすぎるとまでは言えないものの、高血圧や脳出血を減らそうと思うと不十分で、しかもじりじり減少を続けています。

2015年の「国民健康・栄養調査」の結果を見てみましょう。日本人の塩分摂取量は平均約10・0gで、これはナトリウムだけでいうと約3・9gです。ということはカリウムも1日3・9g摂取するのが望ましいのですが、実際には男性が1日約2・3g、女性は約2・1gしか摂取できていません。男女とも2倍に増やす必要があります。

大部分の野菜はゆでるとカリウムが減ってしまい、さいの目に切ってゆでると４分の１になると言われています。煮て調理する場合は煮汁も食べるようにするとよいでしょう。レンジで加熱すると栄養素があまり損なわれません。しかし、それ以上に、どんな料理を食べるときでも大皿で野菜のおかずを添えるぐらいでないと、カリウムを十分摂取することはできないでしょう。ＤＡＳＨ食を参考に、ミネラルと食物繊維を含む野菜をしっかり食べ、魚の摂取を増やし、動物性蛋白質と植物性蛋白質をバランス良く取ります。

これに加えて減量も重要です。とくに40代、50代の男性は、おなかの脂肪にご用心。アルコールは日本酒なら１日１合まででしたね。こうすれば高血圧を予防できて、すでに治療している人も数値が改善するはずです。日本人を対象とするコホート研究から、塩分を過剰に摂取すると、高血圧と脳出血だけでなく、心筋梗塞、そして各種のがんの発症率が上がると報告されています。取り過ぎには引き続き気をつけてください。

第４章のポイント

- 日本はかつて脳出血による死亡率が世界一高かったが、減塩し、動物性蛋白質の摂取が増えたことで死亡率が大きく低下している。塩分摂取量は世界的に見てまだ高いものの、高血圧の発症率は下がり、男女ともに世界平均より低くなっている。

●余分な塩分を腎臓から排泄する能力が下がった状態を「食塩感受性が高い」という。食塩感受性の高さは環境要因によって変動する。これが問題になるのが災害高血圧である。

●日本人を含む東アジア人の約半数が、飲酒により血圧が上がりやすいタイプの遺伝子を持っている。欧米人やアフリカ系には、このタイプの遺伝子を持つ人はいない。

●カリウムは余分なナトリウムの排出を促すので、カリウムを十分摂取すれば減塩にまさる降圧効果が得られる。日本人はカリウムの摂取量が少なく、2倍に増やす必要がある。

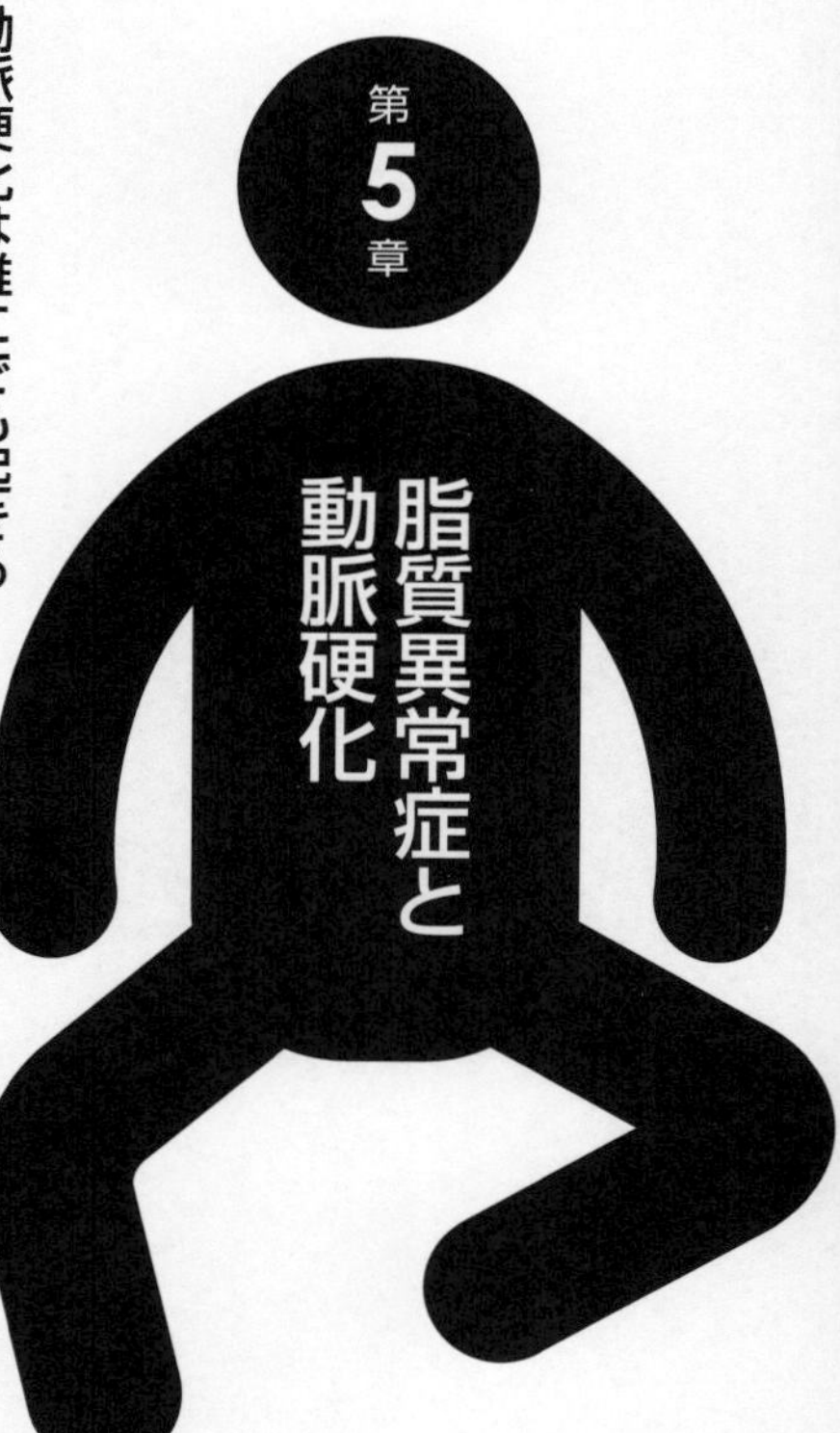

第5章

脂質異常症と動脈硬化

動脈硬化は誰にでも起きる

脳出血の発症率は下がりましたが、それに代わって脳梗塞が増えています。脳出血も脳梗塞も脳血管障害に分類され、厚生労働省の「人口動態統計の概況」によると、平成26年の日本人の死因で4番目に多かったのが脳血管障害でした。脳出血は脳の血管が破れて出血する病気で、第4章で見たように、おもに高血圧が原因です。これに対して脳梗塞は、脳の血管が詰まったり、ふさがったりして脳に血液が十分流れなくなることで起こります。こちらは背景に動脈硬化があります。

治療技術が進んだ現在でも、脳血管障害で年間10万人以上が亡くなっており、命を取りとめても重い障害が残る例があとをたちません。日本には介護が必要な人が約600万人いて、その約4分の1が脳血管障害の後遺症によるというデータがあります。健やかに天寿をまっとうする鍵は、脳梗塞はもとより脳出血の原因にもなる動脈硬化をいかに予防するかです。

動脈硬化は、その名のとおり動脈にだけ起こります。血管には、心臓から全身の組織に血液を運ぶ動脈と、全身の組織から心臓に血液を戻す静脈があって、すべてつなぎあわせると10万km、なんと地球2回り以上にもなります。

では、ここで問題です。心臓から送り出された血液が足の爪先まで行って、再び心臓に戻ってくるのに、どれくらい時間がかかると思いますか？　答えはたったの20~30秒です。猛烈なスピードで流れる血液は大雨で起きた土石流のようなもの。動脈はとくに流れが速くて勢いがあるので、壁の内側に無数の小さなキズができ、そこから動脈硬化が始まります。これに対して静脈はその名のとおり血液が静かに流れるので、血管の壁にキズがつくことがありません。

健康な動脈は、血液が流れる勢いに耐えられるよう、ゴムでできたチューブのようにしなやかで弾力に富んでいます。しかし、年齢を重ねると弾力を失い、壁が厚くなって、ときには壁の一部が骨のように硬くなる石灰化という現象が起こります。こう聞くと心配になってしまいますが、近代医学のいしずえを築いたウィリアム・オスラー博士が「人は血管とともに老いる」と述べたように、これはあくまでも自然な老化現象で、病気ではありません。

この変化は中高年になってから始まるわけではなく、なんと生まれたばかりの赤ちゃんの動脈ですでに始まっています。進行のしかたは個人差が大きいのが特徴で、見た目の老化が人それぞれなのと同じく、若くても動脈が硬い人もいれば、60代、70代でもそれほど進行していない人もいます。

この自然な老化とは別に、不健康な動脈硬化が存在します。よく、コレステロールの数値が高いと動脈硬化になると言いますが、それが不健康な動脈硬化の代表、粥状《じゅくじょう》硬化です。血液にまじって流れるコレステロールなどの脂肪が、長い年月をかけて動脈の壁にしみこむことで、壁が次第に厚くなり、動脈の内側の血液が流れる部分に、こぶのようにつきだしてきます。やがて、その表面に血の固まりがくっついたり、壁の表面がただれたりすると、血液の流れが悪くなって、ついには詰まってしまいます。

粥状の「粥」とは、読んで字のごとく「おかゆ」のこと。おかゆのように、どろどろした物質が、動脈の壁の内側にべったりくっつくことから命名されました。粥状硬化が進行して動脈が詰まると、その先の組織に酸素や栄養を十分送ることができず、最悪の場合は組織が死んでしまいます。粥状硬化は、心臓から出たばかりの太い動脈や、脳に血液を送る頸動脈《けいどうみゃく》、心臓に酸素と栄養を送る冠動脈などの重要な働きをする血管に起こりやすく、脳梗塞や心筋梗塞を招きます。

この脳梗塞と心筋梗塞の「梗」という字、「硬」とは違いますよ。「梗」は、硬い芯のある枝を意味する漢字で、たとえば果梗《かこう》と言えば、果物が枝につく柄の部分のことです。サクランボから長く突きでた部分を思い浮かべてください。細いけれど強くて、なかなかちぎれません。あれが果梗です。

心筋梗塞、脳梗塞で梗の字を使うのは、硬化を起こし、石灰化によって硬くなった動脈を、硬い枝に見立てたからと思われます。古代の人も、心筋梗塞で亡くなった人を解剖して、心臓の表面にある冠動脈が固くなっているのに気づいたのでしょう。そして血管が「塞《ふさ》がる」ことから、この状態を梗塞と呼びました。顕微鏡がなかった時代の正確な観察力に驚かされます。

粥状硬化は、遺伝的素因を背景に、いくつもの環境要因が重なることで発症すると考えられていて、そのうちとくに大きな環境要因が、肥満、高血糖、高血圧、そして脂質異常症です。脂質異常症とは、悪玉コレステロール（ＬＤＬ）または中性脂肪が多すぎるか、善玉コレステロール（ＨＤＬ）が少なすぎる状態のことで、以前は「高脂血症」と呼んでいました。しかし、善玉ＨＤＬが少ない状態を指すのに、高という字がそぐわないことから、最近は「脂質異常症」という名称を使っています。ただし、悪玉ＬＤＬまたは中性脂肪が多い状態については、引き続き高脂血症と言っても構わないことになっています。

それはともかく、肥満に加えて、高血糖、高血圧、脂質異常症という顔ぶれ、見おぼえがあり

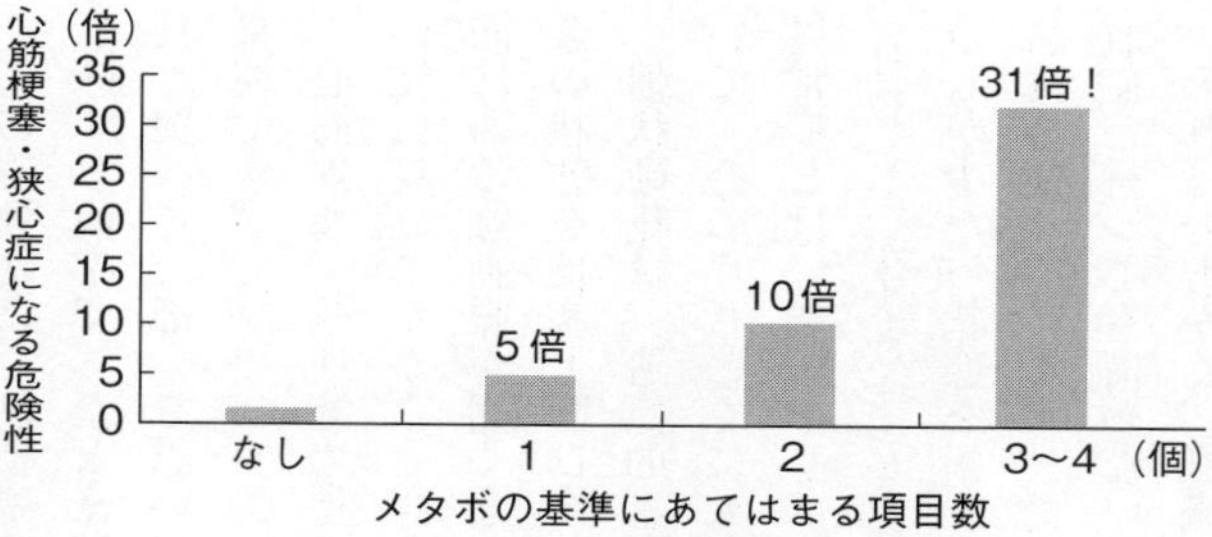

図5-1　メタボリックシンドロームと心臓病の発症リスク

メタボの基準に1つもあてはまらない人を1としたときに心臓病の発症率が何倍になるかを示したグラフ。横軸は肥満、高血糖、高血圧、脂質異常症のうち、あてはまる項目の数。予備軍程度の数値でも、いくつか重なることでリスクが跳ね上がる。

(厚生労働省作業関連疾患総合対策研究班：*Jpn. Circ. J*, 2001; 65: 11-17より改変)

ませんか。そう、メタボリックシンドロームです。

その診断基準はこうなっています。

「内臓脂肪の蓄積に加えて、血糖、血圧、脂質のうち二つ以上が基準を超える状態」

　このメタボリックシンドロームが危険なのは、動脈硬化が急速に進み、脳血管障害や、心筋梗塞、狭心症などの心臓病の危険が大きく高まるからです。

図5－1に示すように、肥満、高血糖、高血圧、脂質異常症のうち、3つないし4つそろうと、一つもあてはまらない人とくらべて心臓病の発症率が、なんと31倍（！）も高くなります。生活習慣病を従えた悪の総大将、それが動脈硬化です。

　ここまでに糖尿病と高血圧を見てきましたが、本章では、残る脂質異常症に注目しながら、日本人の脂質異常症はどう違うのか、血管で何が起きると動脈硬化になるのか、どうすれば動脈硬化を予防できるのか考えます。

そのコレステロール、健康維持に欠かせません

日本における脳梗塞の増加は、血液中の総コレステロール値の上昇と足なみをそろえています。総コレステロールは悪玉ＬＤＬと善玉ＨＤＬを合わせたもので、図５－２からわかるように、日本人の総コレステロール値は、かつては米国人の数値よりはるかに下でした。それが、次第に差が小さくなって、現在はほとんど同じレベルになっています。

この総コレステロール値の上昇とよく似たカーブを描いて上昇しているのが、下のグラフで示した脳梗塞による死亡率です。１９９５年に死亡率が上がっているのは、死因の分類のしかたが変更になったからです。脳梗塞による死亡率はこのところ頭打ちになっているものの、後遺症に苦しむ人をなくすには、発症そのものをおさえる努力が重要です。

とかく嫌われるコレステロールですが、じつは健康を維持するのに欠かせません。成人の体内に存在するコレステロールは約１００～１２０ｇ。スーパーの店頭で見かける黄色い紙箱に入ったバターが２００ｇ入りですから、その半分ちょっとです。

とくに脳と神経系に多く、全体の４分の１が脳にあります。また、全身のあらゆる細胞を一つ一つ包む膜の成分にもなっていますし、脂肪の消化を助ける胆汁や、生体活動を調節するホルモ

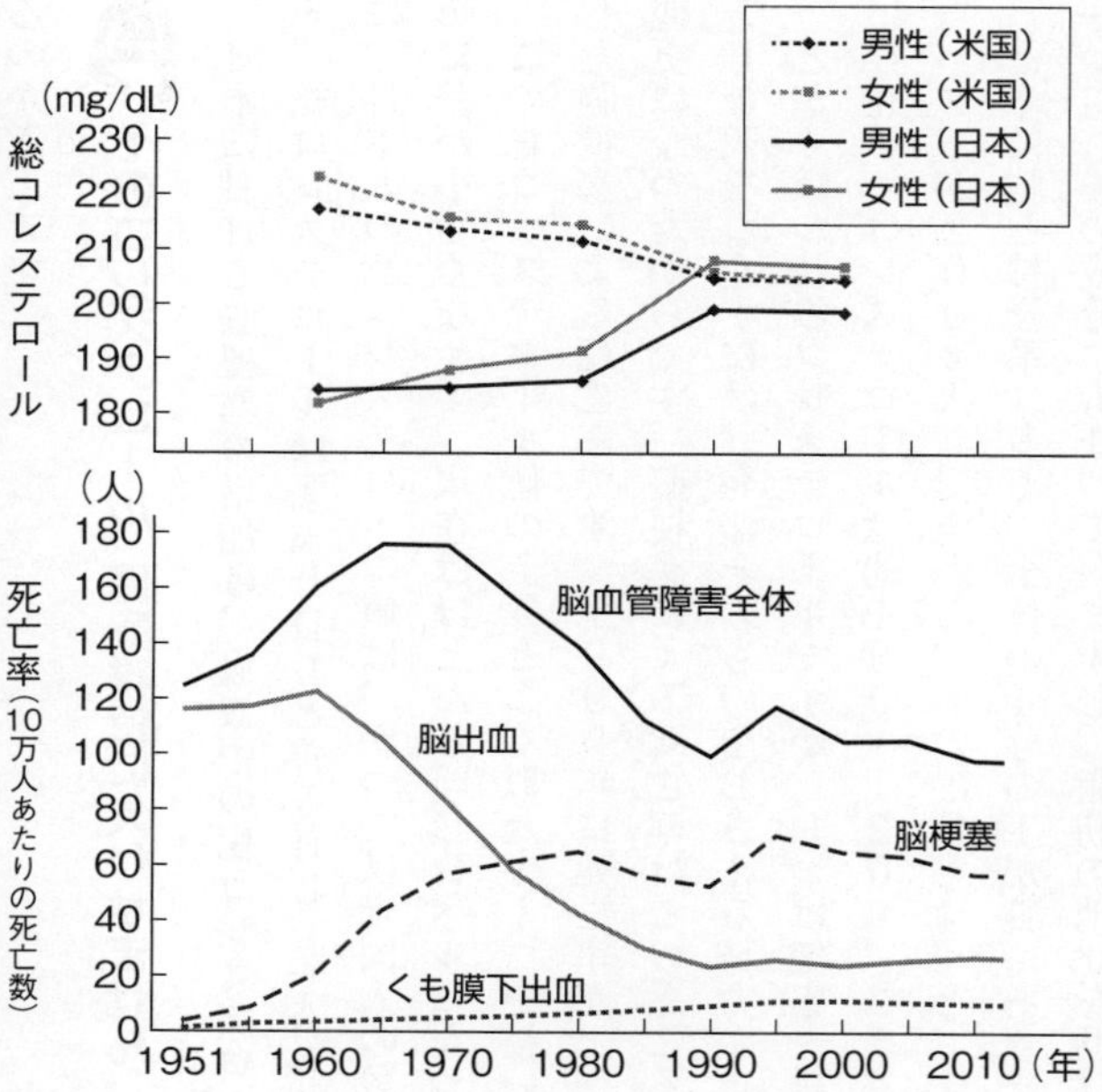

図5-2　総コレステロール値と脳血管障害死亡率の変化

下の図は、日本人の脳血管障害による死亡率の変化。総コレステロール値と、脳梗塞による死亡率がよく似たカーブを描いて上昇している。

（「米国国民健康栄養調査」、「循環器疾患基礎調査（国民健康・栄養調査、国民栄養の現状）」、「人口動態統計特殊報告」より）

ン、たとえば副腎皮質ホルモンや、男性女性それぞれの性ホルモンの原料でもあります。

さらに、骨粗鬆症を防ぐのに欠かせないビタミンDを体内で合成するのにもコレステロールが必要です。

このコレステロールのうち、じつに約70％が肝臓などで合成され、食事から取っているのは30％に過ぎません。

健康であれば、口か

ら入るコレステロールの量が増えると体内での合成が下がり、それとともに余分なコレステロールが体外に排出されるので、血液中のコレステロール濃度はつねに正常範囲に保たれています。しかし、コレステロールを長期にわたって大量に摂取したり、体内のコレステロール合成が増えたり、加齢や病気によりコレステロール濃度を調節する機能が低下したりすると、血中コレステロール値が上昇し、動脈の内側に蓄積して動脈硬化を招きます。

先ほど、総コレステロールは悪玉ＬＤＬと善玉ＨＤＬを合わせたものと書きましたが、ここで押さえておいてほしいことがあります。じつはコレステロールという物質は1種類しか存在せず、悪玉と善玉の2種類があるわけではないのです。ちょっと混乱しそうになりますね。

脂肪の仲間であるコレステロールは水に溶けないので、そのままでは血液の中を流れることができません。そのため、水となじみやすい蛋白質と結びつくことで水に溶けやすい形になり、そこに同じ脂肪である中性脂肪もくっついて、大きな固まりになって流れていきます。[*5-1]

図5－3を見てください。蛋白質と中性脂肪でできたバスに、コレステロールというお客さんが乗っているイメージです。このバスには、リン脂質や脂肪酸など、他の脂肪もお客さんとして乗っており、バスとお客さんをひっくるめて悪玉ＬＤＬもしくは善玉ＨＤＬと呼んでいます。

コレステロールの70%が肝臓で合成され、口から摂取した残り30%のコレステロールも体内で肝臓に取り込まれるので、すべて肝臓が出発点になります。悪玉ＬＤＬは肝臓から血液の流れに

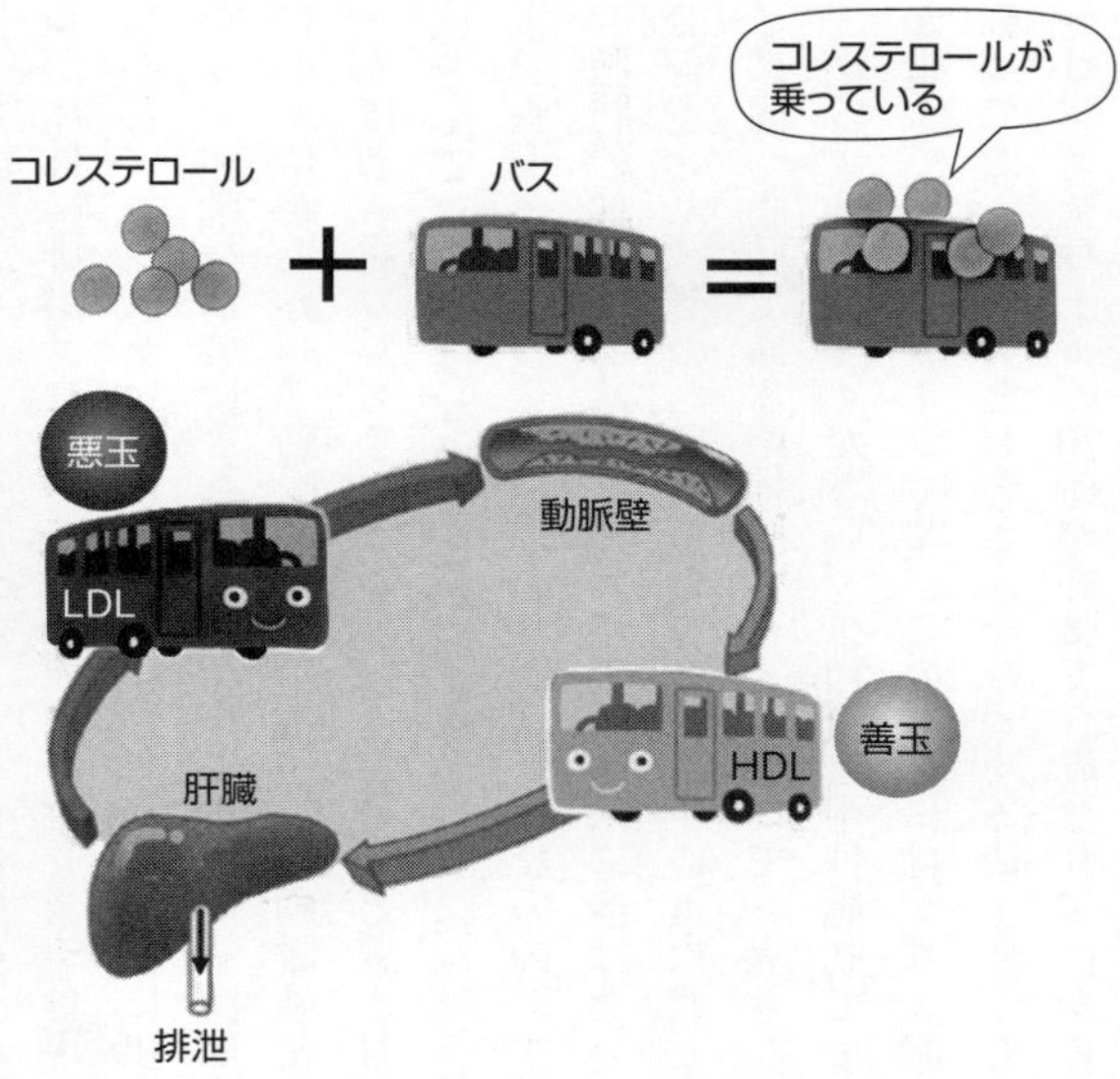

図5-3　善玉・悪玉の違いと、コレステロールが運ばれる仕組み

（上）コレステロールは水に溶けないので、蛋白質や中性脂肪でできたバスに乗って運ばれる。（下）悪玉LDLは肝臓から全身の組織に向かう行きのバスで、善玉HDLは全身の組織から肝臓に戻る帰りのバスとイメージすればよい。

乗って全身の組織に向かう行きのバス、善玉ＨＤＬは全身の組織から肝臓に戻る帰りのバスです。

悪玉ＬＤＬが増えると、乗っているコレステロールが血管の壁にしみこんで動脈硬化の原因になります。

これに対して、善玉ＨＤＬで肝臓に戻ったコレステロールは胆汁酸という成分に変わり、十二指腸に排泄されて、最終的には便と一緒に出て行きます。といっても、ただ捨てているわけではありません。胆汁酸は胆汁のおもな成分で、摂取した脂肪の分解を助ける大切な働きをしています。胆汁については第8章でも説明します。

さて、悪玉ＬＤＬバスに乗って全身に運ばれるコレステロールは、悪いことばかりしているわけではありません。ふだんは血管を強くしなやかにしたり、細胞を作ったり、ホルモンを合成したりと、重要な役割を果たしています。それでもあまったコレステロールが動脈硬化の原因になるのですが、善玉ＨＤＬは動脈硬化が起きそうな箇所を見つけると、コレステロールを引き抜いてバスに乗せ、肝臓につれていきます。こうやって動脈硬化を防いでいるのです。しかし、行きのバスが必要以上に増便されたり、帰りのバスが減便されたりすると、コレステロールが動脈に立ち往生して動脈硬化が進んでいきます。

では、健康診断でコレステロールとともに数値が問題になる中性脂肪は何をしているのでしょうか？　第3章で見たように、体についた脂肪はすべて、内臓脂肪も皮下脂肪も中性脂肪のかたまりで、普段はエネルギー源として使われています。

コレステロールと同じく中性脂肪も水に溶けないので、中性脂肪は悪玉ＬＤＬバスと善玉ＨＤＬバスの車体の一部となって血液中を移動します。コレステロールと違って中性脂肪が動脈の壁にたまることはありません。しかし、実直な運び屋というのは表の顔。悪玉ＬＤＬは中性脂肪をもとに作られるので、脂肪を摂取しすぎると悪玉ＬＤＬバスが増えます。また、悪玉ＬＤＬと善玉ＨＤＬは同じ材料でできているため、悪玉ＬＤＬが増えると善玉ＨＤＬが減ってしまうのです。これに加えて中性脂肪は、悪玉ＬＤＬによって運ばれたコレステロールが動脈硬化を起こすように促してもいます。これについてはあとで調べましょう。

さて、悪玉ＬＤＬの数値が高ければ、それだけ動脈硬化が進んでいるかというと、そうではありません。たとえば同じ60代の男性と女性を比較すると、悪玉ＬＤＬ値が同じくらいでも、脳血管障害も心臓病も明らかに男性の発症率のほうが高くなっています。

女性に動脈硬化が起こりにくいのは、女性ホルモンであるエストロゲンのおかげです。女性は、若いあいだは女性ホルモンの作用で悪玉ＬＤＬ値があまり上がりません。更年期に入ってエストロゲンの分泌が低下すると数値が上がり始め、50代に入ると男性を追い抜いて、60代では女性の半数近くが、日本動脈硬化学会が定める診断基準を超えてしまいます。

しかし、そこから動脈硬化が始まったとしても、その進行は男性の15～20年遅れです。さらに女性ホルモンは善玉ＨＤＬを増やす作用もあり、女性は閉経前はもちろん、閉経をむかえても善玉ＨＤＬの数値が男性を下回ることはありません。その結果、生涯にわたって脳血管障害の発症率が男性より低いのです。女性のほうが男性より動脈硬化が進みにくい傾向は、日本だけでなく欧米でも同じように見られます。

日本人に心臓病が少ないわけ

日本は昔から心臓病で亡くなる人が少なく、現在も心筋梗塞の発症率が世界一低い国の一つです。[*5-2] 先に述べたように、日本人の悪玉LDLの数値は米国と同じくらいになっており、最近、ようやく少し下がり始めたところですが、こんな状況でも、男女ともに心臓病による死亡率は低いままです。よほど強い遺伝的素因が日本人の心臓を守ってくれているのかと思ってしまいますが、そうとは言えないようです。

日本で暮らす日本人と、ハワイに移住した日系移民、そして米国白人それぞれの40代男性をくらべた調査から、心臓に流れ込む冠動脈の硬化が進んで石灰化を起こした人の割合は、日系移民が最も高いことがわかりました。冠動脈の石灰化が進んでいるほど、脳梗塞や心筋梗塞の危険が高まると考えられています。図5-4のグラフをご覧ください。日系人は、日本で暮らす日本人と同じ遺伝的素因を持ち、環境要因は米国白人とほぼ同じはずです。それが、日本で暮らす日本人の3倍も石灰化を起こしやすく、米国白人すら上回っていたのです。

ブラジルに移住した日系移民も同様で、日本で暮らす日本人と比較すると、心筋梗塞などの心臓病に2倍以上なりやすいことが明らかになりました。糖尿病でも同じような傾向が見られたのをおぼえていますか？　61ページの図3-2に示したように、日系人の糖尿病発症率は、日本で

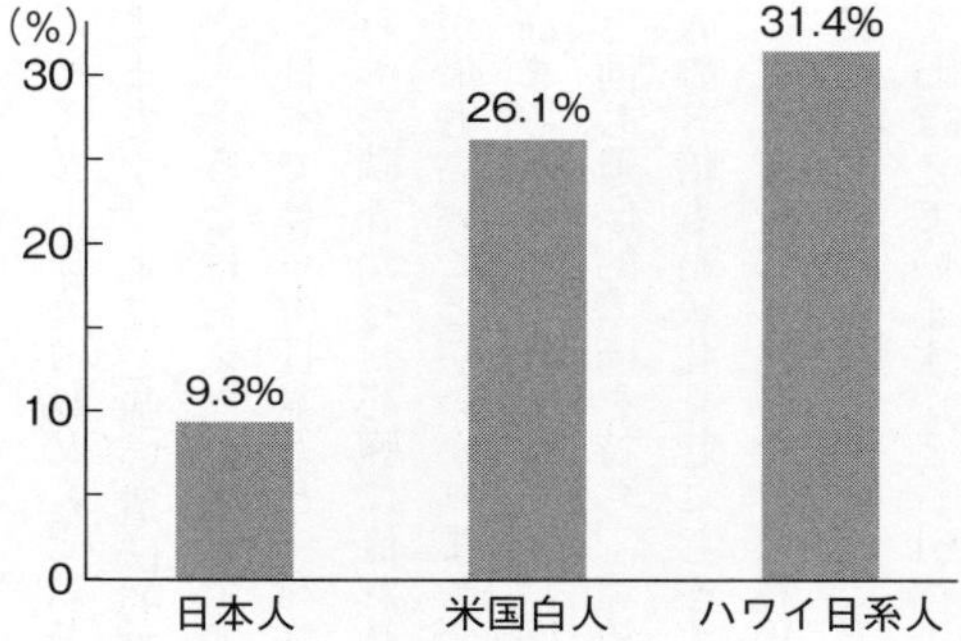

図5-4　日系米国人、日本人、米国白人で動脈硬化のなりやすさはどう違う？

冠動脈の硬化が進行して石灰化を起こした人の割合を比較。日系人は、日本で暮らす日本人と同じ遺伝的素因を持ち、環境要因は米国白人とほぼ同じはずだが、石灰化の発症率が日本で暮らす日本人の3倍高く、米国白人を上回っている。

(Sekikawa A. *et al.*, *J. Am. Coll. Cardiol*, 2008より改変)

暮らす日本人より高くなっていました。こうなると、日本で暮らす日本人が心臓病になりにくいのは、遺伝的素因より環境要因の影響が大きいと考えるしかなさそうです。

ここで、悪玉ＬＤＬが動脈硬化を起こす仕組みを確認しておきましょう。最近の研究から、動脈硬化を起こすのは悪玉ＬＤＬそのものではなく、悪玉ＬＤＬが酸化してできる酸化ＬＤＬだとわかりました。酸化というのは、酸素と結びつくことで鉄がさびたり、リンゴの切り口の色が変わったりする現象のことです。ですから、ここでも、酸化ＬＤＬは悪玉ＬＤＬがさびた状態と考えてください。

先に、中性脂肪は、コレステロールが動脈硬化を起こすように促しているとお話ししました。中性脂肪には悪玉ＬＤＬを小粒にして、酸化されやすくする働きがあるのです。小粒になると血管の壁にしみこみやすくなるうえに、血液中に滞在する時間が長くなるため、酸化される可能性が高まります。

このとき中性脂肪と共犯関係にあるのが体の中の活性酸素です。これは通常の酸素より、何かを酸化する力が強い酸素のことです。人は毎日約500ℓの酸素を吸い、その酸素を使って食物からエネルギーを生み出しています。この酸素の一部が変化してできるのが活性酸素で、普段は、体内に侵入したウイルスや細菌を強い酸化力で攻撃したり、生命活動に欠かせない生体反応を引き起こしたりするなど大切な働きをしています。しかし余分な活性酸素は、小粒になった悪玉ＬＤＬをさびつかせ、酸化ＬＤＬに変えてしまいます。こうして酸化ＬＤＬが動脈の壁の中にたまり、免疫細胞などと作用しながら、本章の冒頭に書いた粥状硬化が進行していきます。

生活習慣のなかで悪玉ＬＤＬを強力に酸化するのが喫煙です。タバコの煙には、酸化力を持つニコチンや一酸化炭素に加えて活性酸素そのものが含まれています。また中性脂肪を増やして善玉ＨＤＬを減らす作用もあるので、喫煙すると坂道を転げ落ちるように動脈硬化が進行します。

そして、脂質異常症と同じく、高血糖と高血圧も動脈硬化を招きます。動脈は血液が猛スピードで流れているため、それだけで動脈の壁に無数の小さなキズがつきます。このとき血糖値が高いとブドウ糖が血管の内側をさらに傷つけますし、高血圧では血液の圧力が強まるのでキズが増えます。その結果、小粒ＬＤＬがしみこみやすくなって動脈硬化が進むのです。

遺伝的素因については、動脈硬化の進行をはやめたり、遅くしたりする遺伝子や遺伝子変異がいくつも見つかっており、ここに、エピジェネティクスが関係することもわかっています。

たとえば、こんな報告があります。このうち、ある遺伝子に変異が起きると、心筋梗塞の発症率が1・2〜1・3倍上がります。ところが、調査に参加した人たちを野菜と果物の摂取量にもとづいて3つのグループに分けたうえで、改めて分析すると、興味深いことがわかりました。野菜と果物をあまり食べないグループの人にこの変異があると、同じグループで変異がない人とくらべて心筋梗塞の発症率が2倍高くなります。野菜と果物を食べる量が少ないと、この遺伝子の作用が強くなるのです。その逆に、野菜と果物を最も多く摂取しているグループは、この遺伝子に変異があってもなくても発症率が低いままでした。*5-3 遺伝子の作用が弱まったということです。

この結果は、心筋梗塞になりやすい遺伝的素因を持っていたとしても、生活習慣の力がそれを上回ることを示すものです。

日本人の血管を守る魚と大豆の力

日本人が動脈硬化を起こしにくい原因の一つと考えられてきたのが、善玉HDLが多いことです。日本人と米国白人の血中脂質の濃度を比較した2008年の論文によると、悪玉LDLと中性脂肪の数値はほとんど同じでしたが、米国白人の善玉HDL値は日本人より10％低くなってい

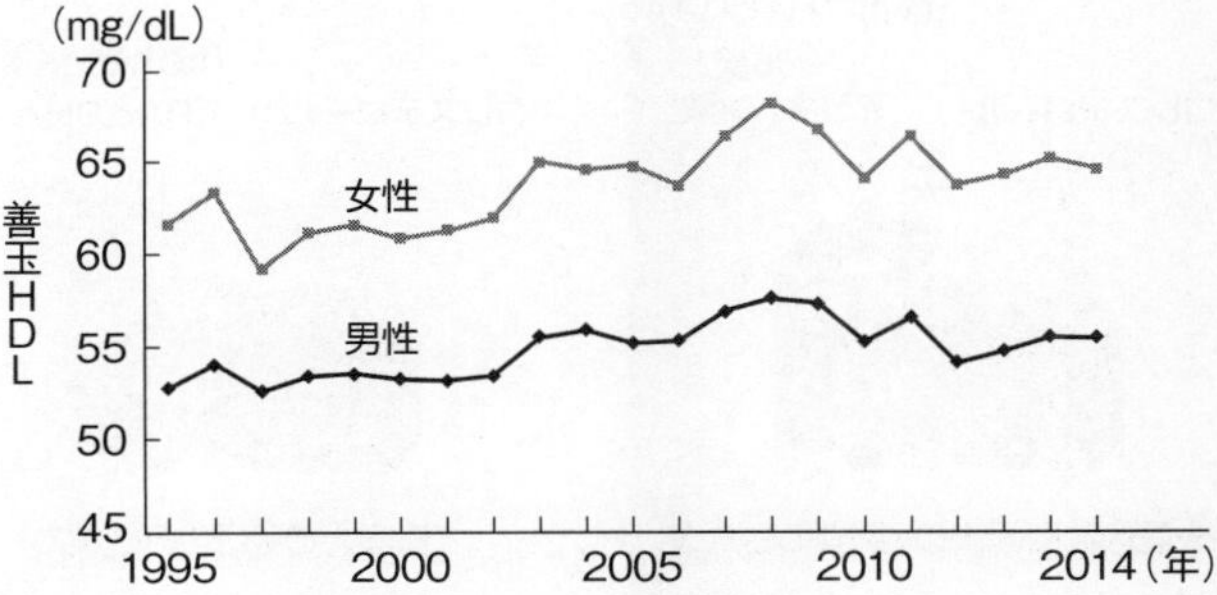

図5-5　日本人の善玉コレステロール(HDL)値の変化
食の欧米化が進んでいるが、男女ともに数値はほぼ一定で、変わっていない。
(厚生労働省「国民健康・栄養調査」より作成)

ました。

善玉ＨＤＬは、あまったコレステロールだけでなく、酸化ＬＤＬも引き抜いて肝臓に運んでくれます。この他に、悪玉ＬＤＬを酸化されにくくする作用や、血管の内側の細胞を守る作用も報告されており、日本でも海外でも、心筋梗塞に関しては、悪玉ＬＤＬが多いことより善玉ＨＤＬが少ないことのほうが問題と考えられています。[*5-4]

日本でも食の欧米化が進んでいることから、これからは日本人も善玉ＨＤＬが減って動脈硬化になり、心臓病が増えるのではないかと予想する専門家もいました。ところがです。最近になって驚くようなことがわかりました。厚生労働省の「国民健康・栄養調査」によると、食の欧米化にもかかわらず、日本人のＨＤＬは減っていないのです。

図5－5は、日本人のＨＤＬの数値を男女別にグラ

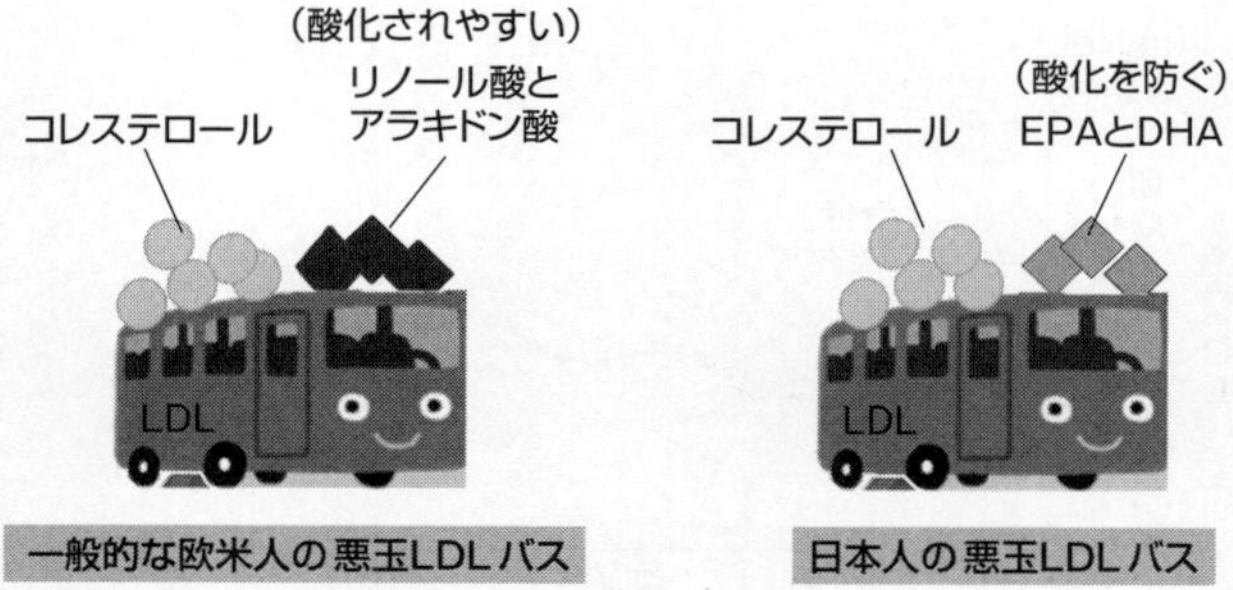

図5-6　動脈硬化を防ぐEPAとDHA

コレステロールは脂肪酸と一緒に悪玉LDLバスに乗って運ばれる。この脂肪酸の種類によって悪玉LDLバス全体の酸化されやすさが決まる。

フにしたものです。男女ともに数値はほぼ一定で、ほとんど変わっていないことがわかります。日本人のHDLが高い理由を解明して動脈硬化の予防に応用できれば、世界の人にとって大きな恩恵になるかもしれません。

そして日本人の動脈硬化が進みにくい原因とされるものが、もう一つあります。魚です。

先に書いたように、悪玉LDLバスには、コレステロールの他に脂肪酸がお客さんとして乗っています。脂肪酸はどんな脂質にも入っている成分で、大きく不飽和脂肪酸と飽和脂肪酸に分けられます。そして、この脂肪酸の種類によって悪玉LDLバス全体の酸化されやすさが決まるのです。

図5－6の左のバスを見てください。悪玉LDLバスに乗っている脂肪酸は、通常はリノール酸やアラキドン酸に代表される不飽和脂肪酸です。不飽和脂肪酸はとても酸化されやすく、不飽和脂肪酸が酸化されると、悪玉

ＬＤＬバス全体が酸化されて酸化ＬＤＬになり、動脈硬化を起こすと考えられています。

　ところが日本人の悪玉ＬＤＬバスには、同じ不飽和脂肪酸でも、動脈硬化をむしろ防ぐＥＰＡ（エイコサペンタエン酸）、ＤＨＡ（ドコサヘキサエン酸）が多く乗っていることが明らかになりました。ＥＰＡが注目されるきっかけになったのは、１９７０年代にグリーンランドでおこなわれた調査です。アザラシや魚を多く食べるグリーンランドの先住民には心臓病が少なく、[*5-5]その後の研究で、同じ傾向が日本人にも認められたのです。

ＥＰＡもＤＨＡも不飽和脂肪酸なので、酸化はします。ところが、ＥＰＡとＤＨＡは水中では酸化されにくく、それどころか他の脂肪酸の酸化を防いでくれることがわかりました。この仕組みはまだ完全には明らかになっていませんが、体内は水で満ちていますから、ＥＰＡとＤＨＡの強みが最大限に生かされます。

　第3章で見たように、ＥＰＡとＤＨＡは、魚、とくにアジ、イワシ、サンマ、サバなどの背中の青い魚に豊富に含まれています。このうちＥＰＡは中性脂肪の合成をおさえ、その分解を促すことで体内の中性脂肪を減らします。また、冠動脈がふさがる原因になる血の固まりをできにくくする働きもあります。ＤＨＡは中性脂肪だけでなく悪玉ＬＤＬも減らします。でも善玉ＨＤＬは減らしません。中性脂肪は悪玉ＬＤＬを小粒にして酸化されやすくしているので、こうして中性脂肪が減れば、動脈硬化が起きにくくなるわけです。

日本人は伝統的に魚を多く食べてきたので、悪玉ＬＤＬバスのお客さんがリノール酸とアラキドン酸からＥＰＡとＤＨＡに変わり、動脈硬化を防いでくれていると考えられます。日本人４万人を対象にしたコホート研究では、ＥＰＡとＤＨＡの摂取量が最も多いグループは、最も少ないグループとくらべて、心筋梗塞に代表される心臓病の発症率が40％も低くなっていました。

日本人は世界でも魚をよく食べ、心臓病の発症率が低い民族ですが、そんな日本人でも、魚の摂取量を増やせば心臓病の危険がさらに小さくなるということです。ＥＰＡとＤＨＡの効果は欧米人でも確かめられており、現在、欧米を含む世界数十ヵ国で、魚に含まれる不飽和脂肪酸を濃縮した脂質異常症治療薬が使われています。

厚生労働省は、ＥＰＡとＤＨＡが動脈硬化を防ぐだけでなく、糖尿病、乳がん、大腸がん、肝臓がん、認知症の一部、視力が低下する黄斑《おうはん》変性症などの発症率を下げる可能性があるとして、ＥＰＡとＤＨＡを合わせて１日１g摂取するようすすめています。

日本人１人あたりの魚介類の消費量は今も世界トップクラスで、２００６年と２００７年の調査によると、ＥＰＡとＤＨＡを米国白人の４倍摂取しています。しかし、食生活の変化から魚の摂取量は減少を続け、またＥＰＡとＤＨＡが多いサバ、アジの代わりに、サケ、マグロなど、ＥＰＡとＤＨＡが比較的少ない魚が好まれるようになったことで、ＥＰＡの１日摂取量は１９７５年をピークとしてじりじり下がっています。魚を食べて動脈硬化を防ごうと思うなら、これではだめです。

といっても深刻に考える必要はありません。サプリメントを飲まなくても、背中の青い魚なら1日50g食べれば十分です。握りずしのネタが平均13gなので、サンマのにぎりなら4貫。焼きサバ1切れ、サンマ塩焼きはどちらも120gですから、1回食べればゆうに2日分あって、おつりがきます。EPAとDHAは魚の皮や血合いにも豊富なので、塩焼きや煮つけはきれいに食べてください。こうやって日常生活で魚から摂取する分には、どれだけ取ってもかまいません。

そしてもう一つが、これまた和食の主役である大豆です。日本人の大豆摂取量は他の国よりはるかに多いものの、その日本人のなかでも摂取量が多いグループは、大豆をあまり食べないグループとくらべて脳梗塞の発症率が約3分の2、心筋梗塞の発症率が約半分になることが、日本人を対象にした大規模調査から明らかになりました。残念ながら、この効果が認められたのは女性だけで、男性には効果がありませんでした。これは、大豆に含まれるイソフラボンが、女性ホルモンであるエストロゲンに似た働きをするからだと考えられています。

図5－7は1日あたりのイソフラボンの摂取量と、心筋梗塞による死亡率の国際比較です。これは1983年から20年近くかけて実施された調査で、尿に排泄されたイソフラボンの量から摂取量を推定しています。すると、イソフラボンを多く摂取している地域ほど、心筋梗塞による死亡率が低い傾向が見られました。

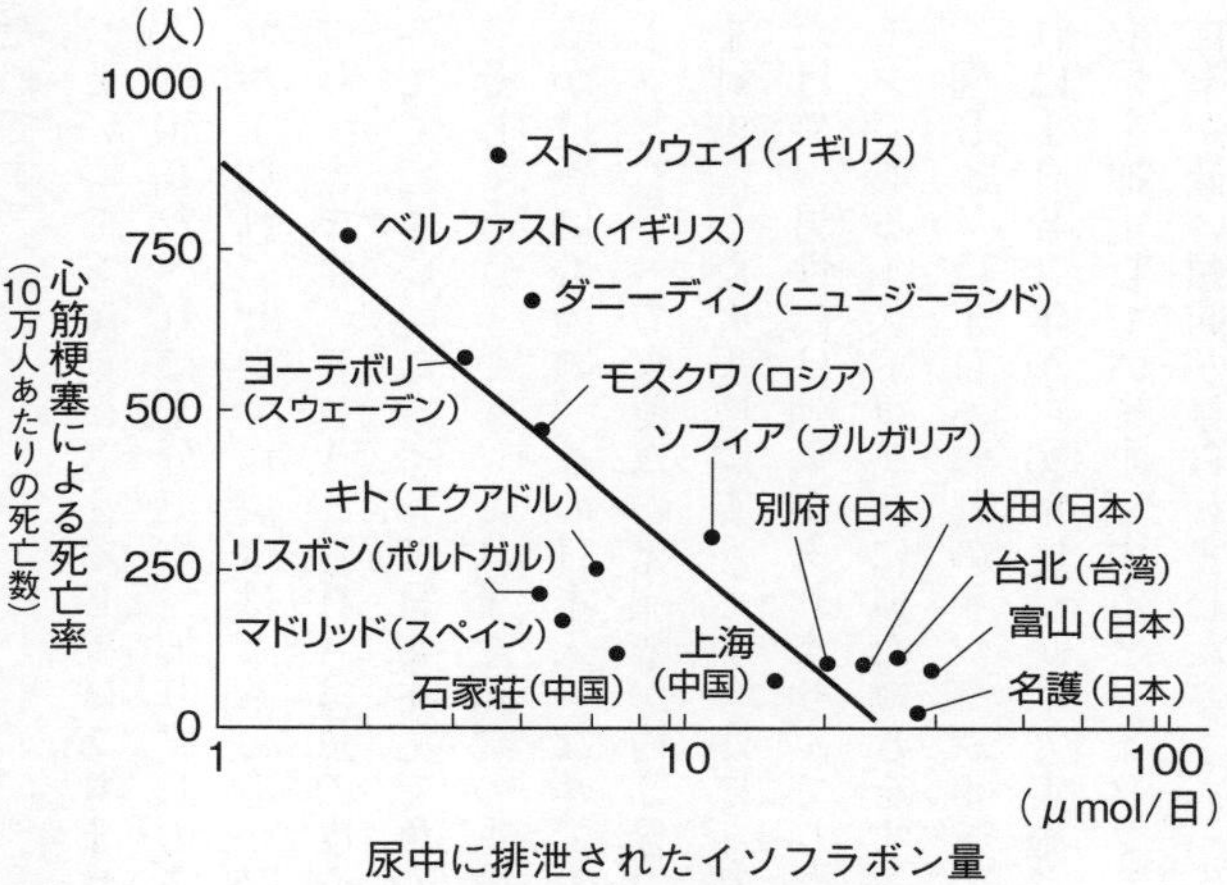

図5-7　イソフラボンの摂取量と心筋梗塞のリスク

尿中に排泄されたイソフラボン量は摂取量に比例する。イソフラボンを多く摂取している地域ほど、心筋梗塞による死亡率が低い傾向が見られる。
（WHO CARDIAC Studyより改変）

イソフラボンの作用は本物の女性ホルモンとくらべて非常に弱く、あまり長続きしないので、大豆製品は毎日取るようおすすめします。こう聞くと、サプリメントを利用したくなるかもしれませんが、サプリメントでまったく同じ効果が得られるかは結論が出ていません。

大豆にはイソフラボン以外にも、さまざまな有効成分が入っており、一緒に摂取することで作用が強まる可能性があります。たとえば大豆に含まれるレシチンには水にも脂肪にも結びつく性質があり、肝臓にたまった余分な脂肪の排出を促します。また、サポニンという成分には悪玉ＬＤＬの酸化をさまたげる作用があります。ビタミンや食物繊維も豊富ですから、やはり大豆または大豆製品として丸ごと摂取すべきでしょう。

卵やイクラは心配ない

コレステロールが高いと聞くと、反射的に「卵をひかえなければ」と思う人が少なくありません。こうしたイメージのもとになったのは、約１００年前にロシアでおこなわれたウサギを使った実験です。ウサギに大量に卵を食べさせたところ、コレステロールの数値が上がりました。しかし、その後の研究により、この結果は人間にはあてはまらないことがわかっています。

ウサギは草食動物なので、コレステロールをほぼ１００％体内で合成しています。そのため、余分なコレステロールを体外に排出する仕組みが発達しておらず、人工的にコレステロールを摂取させると、食べたら食べただけコレステロール値が上がってしまうのです。

人間はウサギと違って、口から入るコレステロールの量が増えると、体内での合成が低下するようになっています。健康であれば、卵を２～３個食べたくらいで血液中のコレステロール濃度が上がることはありません。卵に限らず、コレステロールを含む食品の摂取を制限する必要はないと判明したことから、厚生労働省は、これまで定めていたコレステロールの摂取基準を、平成27年版の「日本人の食事摂取基準」から廃止しています。

コレステロールの合成を促す食品

肉の脂身や霜降り肉、ソーセージ、
バター・生クリームなどの乳製品
パンや焼き菓子、スナック菓子、
チョコレート、インスタント麺など

コレステロールの合成を促さない食品

豆腐・みそなどの大豆製品、魚介類、
野菜、海藻、果物、ゴマ油など

ほとんど問題ない食品

卵、イカ、タコ、魚の卵など

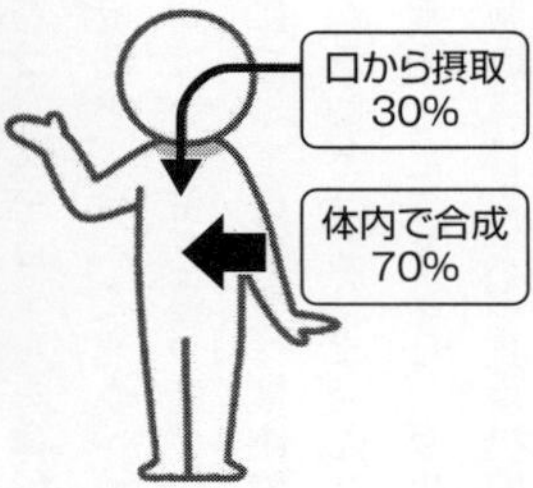

図5–8　さけるべき食品、心配ない食品

本当に大切なのは、コレステロールの合成を促す「飽和脂肪酸」をさけることである。卵は不飽和脂肪酸が多いので、食べることでコレステロール値が上がる心配はほとんどない。

つまり、本当に大切なのは、コレステロールを含む食品ではなく、「コレステロールの合成を促す成分」をさけることなのです。その代表が飽和脂肪酸で、[*5-6]その逆に、コレステロールの合成を促さないのが不飽和脂肪酸です。図5－8にコレステロールの合成を促す食品と促さない食品を、図5－9に飽和脂肪酸と不飽和脂肪酸の特徴をまとめました。

正確に言うと、不飽和脂肪酸には一価不飽和脂肪酸と多価不飽和脂肪酸があり、さらに多価不飽和脂肪酸はn－3系脂肪酸、n－6系脂肪酸に分けられます。それぞれ性質が異なりますが、この図では不飽和脂肪酸の全体的な性質を説明しています。また、まだ結論が出ていない項目もあります。[*5-7]

卵1個には脂質が約5g含まれていて、そのう

	飽和脂肪酸	不飽和脂肪酸
どんな脂肪に多いか	動物性脂肪に多い	植物性脂肪に多い
酸化されやすさ	酸化されにくい（化学的に安定）	酸化されやすい（化学的に不安定）
室温での状態	高い温度でしか溶けず、室温で固体	低い温度で溶け、室温で液体
期待できる効果	日本人に多いタイプの脳出血と脳梗塞の予防（血管が丈夫になる）	各種の生活習慣病、心臓病、脳血管障害に加えて、乳がんなどのがん、黄斑変性症の予防
摂取不足で起きる問題	脳出血と一部の脳梗塞	皮膚炎、心筋梗塞、脳梗塞
過剰摂取で起きる問題	肥満、糖尿病、心筋梗塞	血が止まりにくくなる、アレルギー性疾患、（酸化されると）動脈硬化

図5-9　飽和脂肪酸と不飽和脂肪酸の特徴

不飽和脂肪酸は一価不飽和脂肪酸、多価不飽和脂肪酸（n-3系脂肪酸、n-6系脂肪酸）に分けられる。ここでは、不飽和脂肪酸の全体的な性質を説明した。明確に結論が出ていない項目もある。

ち約200㎎がコレステロールです。しかし、含まれる脂質の半分以上が不飽和脂肪酸なので、食べることでコレステロール値が上がる心配はほとんどありません。イカ、タコ、イクラなども同じです。また、魚に含まれるEPAとDHA、オリーブ油やサフラワー（紅花）油などの植物性油、そしてナッツ類に含まれる油も不飽和脂肪酸でできています。

これに対して牛肉、豚肉の脂《あぶら》は大部分が飽和脂肪酸です。バター、生クリーム、アイスクリームなどの乳製品や、パンや焼き菓子、もちろんハンバーガーやフライドポテトなどのファストフードにもご用心。さらにスナック菓子やチョコレート、インスタント麺にはほとんどコレステロールが入っていませんが、飽和脂肪酸が豊富です。

日本で暮らす日本人と、ハワイに移住した日系移民、そして米国本土に移住した日系移民を調査した研究からは、飽和脂肪酸の摂取量も、総コレステロール値も、日本から遠ざかるにつれて高くなり、これにともなって、心筋梗塞をはじめとする心臓病の発症率が同じように上がることが確かめられました。[*5-8] 日本を離れて欧米式の生活習慣になじみ、飽和脂肪酸の摂取量が増えるにつれて、心臓病の発症率が高まるということです。

ただし、飽和脂肪酸を徹底的にさけるのは問題です。第4章でふれたように、日本人は飽和脂肪酸の摂取量が少ないと脳出血が起きやすくなることが、多くのコホート研究から明らかになっています。飽和脂肪酸にしても、悪玉LDLにしても、適切な量であれば体にとって大切な働きをしています。極端に走らず、バランスよく食べることが大切です。

動脈硬化と骨粗鬆症の危険な関係

さて、動脈硬化は骨粗鬆症と密接に関係するらしいことがわかってきました。日本の骨粗鬆症患者は1000万人を超え、女性に多いものの、5人に1人は男性なので、男性も他人ごとではありません。この骨粗鬆症が血管の病気である動脈硬化と関係する背景には、カルシウムがさまざまな生命活動において重要な役割を果たしていることがあります。

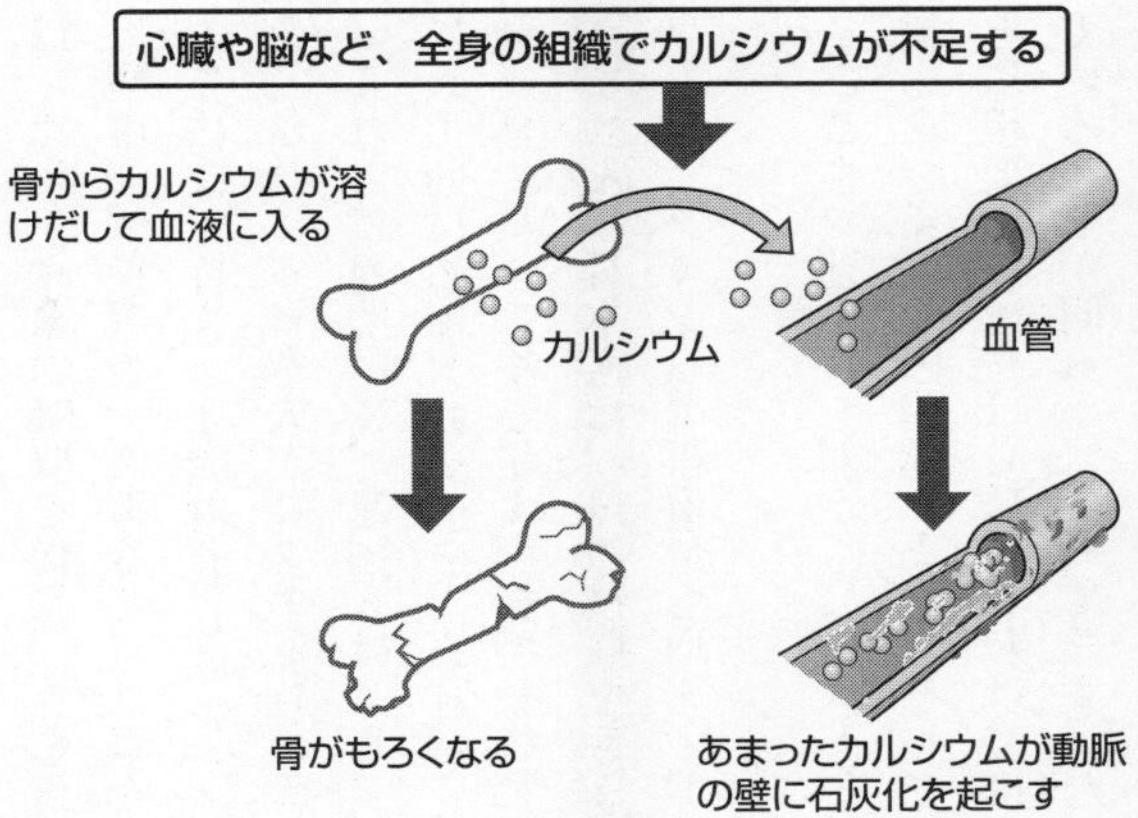
心臓や脳など、全身の組織でカルシウムが不足する
骨からカルシウムが溶けだして血液に入る
カルシウム
血管
骨がもろくなる
あまったカルシウムが動脈の壁に石灰化を起こす

図5-10　骨粗鬆症と動脈硬化の関係

カルシウムが不足すると、脳の指令で骨からカルシウムが血液の中に溶けだして、カルシウムを必要とする組織に運ばれる。このときあまったカルシウムが動脈の壁にしみこんで動脈硬化が進行し、石灰化が起きると考えられている。

体内でカルシウムが不足すると、脳の指令で骨からカルシウムが血液の中に溶けだして、カルシウムを必要とする組織に運ばれます。このときあまったカルシウムが動脈の壁にしみこんで、石灰化を起こすと考えられているのです。

図5－10に模式図を示しました。この仕組みは、まだわかっていないことが多いものの、骨粗鬆症と血管の石灰化の両方に同じ蛋白質がかかわっていることが実験で確かめられています。カルシウムをしっかり摂取すれば骨粗鬆症を予防できるだけでなく、動脈硬化の進行をおさえられる可能性があるということです。

日本人は伝統的に海藻や緑黄色野菜、大豆、小魚などからカルシウムを取ってきました。強い骨を作るにはカルシウムの他にも必要な成分があります。その一つ、ビタミンDには、カルシウムの吸収を促し、骨を新しく生まれ変わらせる働きがあります。厚生労働省の「国民健康・栄養調査」によると、日本人の大部分がビタミンDを十分摂取できていますが、2001年には1日8・4㎍摂取していたのが、2015年には7・5㎍と、約10％少なくなりました。これは、日本人がビタミンDの約9割を魚から摂取しているのと無縁ではないでしょう。[*5-9]

これとは対照的に、米国人はカルシウムの大部分を牛乳から取っています。ビタミンDは牛乳に人工的に添加されていて、それでも足りない分はサプリメントでおぎなっているのが実情です。国によって考え方はさまざまですが、自然の食物から摂取できれば、それに越したことはありません。日本人は、魚の摂取をもう少しだけ増やすことで、EPAとDHAに加えて、カルシウムとビタミンDの摂取量も増えて、もっと動脈硬化に強くなれます。

ここまで見てきたように、日本人と欧米人は、もって生まれた遺伝的素因だけでなく、生活習慣を含む環境要因が違います。そして、エピジェネティクス研究の発展により、この遺伝的素因と環境要因はばらばらに働くわけではなく、互いに深く影響をおよぼしながら生体の機能を支えていることが明らかになってきました。これが体質の違いとなって、病気の発生と進行を変えています。

この現象は生活習慣病以外の病気でも起きているのでしょうか？　続く第3部では、1981年以降、脳血管障害に代わって日本人の死因第1位である悪性新生物（がん）に目を向け、日本人のがんと欧米人のがんはどう違うのか、そこに遺伝的素因と環境要因がどう関係しているのか、そして日本人に有効な予防法はあるのかを考えます。

第5章のポイント

- 脳血管障害には、おもに高血圧を原因とする脳出血と、動脈硬化が大きな影響をおよぼす脳梗塞があり、日本は脳出血が非常に多かった。日本人の平均血圧が下がったことで脳出血が減ったが、代わりに脳梗塞が増えている。
- 日本は昔も今も心筋梗塞の発症率が非常に低い。欧米白人とくらべて善玉ＨＤＬが多いことが原因の一つと考えられている。
- 日系移民は、日本で暮らす日本人より心臓病の発症率が高い。心臓病の発生には遺伝的素因より環境要因が大きく影響すると考えられる。
- 日本人は伝統的に魚を多く食べてきたので、動脈硬化を防ぐＥＰＡとＤＨＡが悪玉ＬＤＬに含まれている。魚の摂取量を増やすと心臓病の危険がさらに小さくなる。

●コレステロールの70%が体内で合成されるため、コレステロールを多く含む食品ではなく、コレステロールの合成を促す飽和脂肪酸をさけることが大切である。
●動脈硬化は骨粗鬆症と密接に関係すると考えられている。日本人にとって、魚はカルシウムとビタミンDの大切な供給源である。魚の摂取をこれ以上減らさないようにしたい。

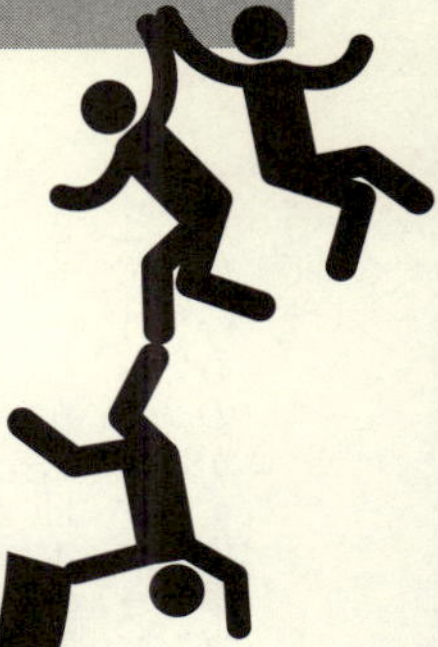

第3部

がん予防のための新常識

２人に１人ががんになり、３人に１人ががんで死ぬ時代。いまや日本人の死因第１位です。そのうち、日本でとくに問題になっているがんがいくつかあります。どんな対策を取ればよいでしょう？　日本人の体質から考えることで、その道筋が見えてきます。

第６章 がんはどこまで予防できるか

日本でがんが増えている？

がんが日本人の死因第１位になって35年、がんによる死亡率は上昇を続け、現在では、日本人の２人に１人が一生のあいだに一度はがんになり、３人に１人ががんで死亡すると推計されています。しかも日本は先進国の中でも、がんによる死亡率が高く、２０１５年の日米の統計によると、日本の死亡率は米国の約１・５倍高くなっています。このことから、「なぜ日本でがんが増えているのか。化学物質や放射線、間違った医療政策のせいではないか」と気をもむ人もいるようです。

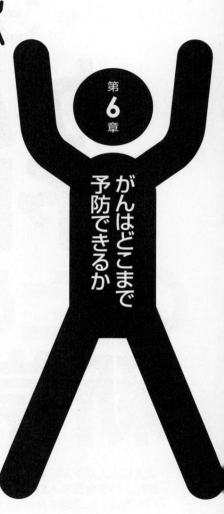

いいえ、そういうことではありません。がんで死亡する人の割合が高いというのは、裏を返せば他の病気で亡くなる人の割合が低いということです。かつて国民病と言われた結核や脳出血で亡くなる人は、治療法の進歩、健康診断と予防接種の普及、食生活の改善などにより、大きく減りました。

そしてもう一つの大きな原因が、日本は平均寿命が長く、高齢者が増加していることです。がんは加齢によって発症しやすくなるので、寿命が長くなればなるほど、高齢者が増えれば増えるほど、国全体でがんになる人が増えます。日本は先進国の中でも、がんで亡くなる人の割合が高いと書きましたが、発展途上国はがんによる死亡率が低いのです。感染症をはじめとする他の病気で亡くなる人が多いうえに、平均寿命が短いので、がんになる前に他の病気で亡くなってしまうからです。

そのため、がんのなりやすさの変化を見たり、国ごとにくらべたりするときは、調査対象者の年齢をそろえて比較する必要があります。統計学にもとづいて定められた複雑な計算式を使えば年齢をそろえることができ、この処理を「年齢調整」と呼んでいます。図6－1は、こうやって年齢で調整した、日本人のがんによる死亡率の変化です。1995年に死因の分類のしかたが変更になったので、それ以降の数値を見てください。男女ともに、がんによる死亡率が明らかに下がっていますね。がんを治せるようになってきたということです。これは、がんの種類別の死亡

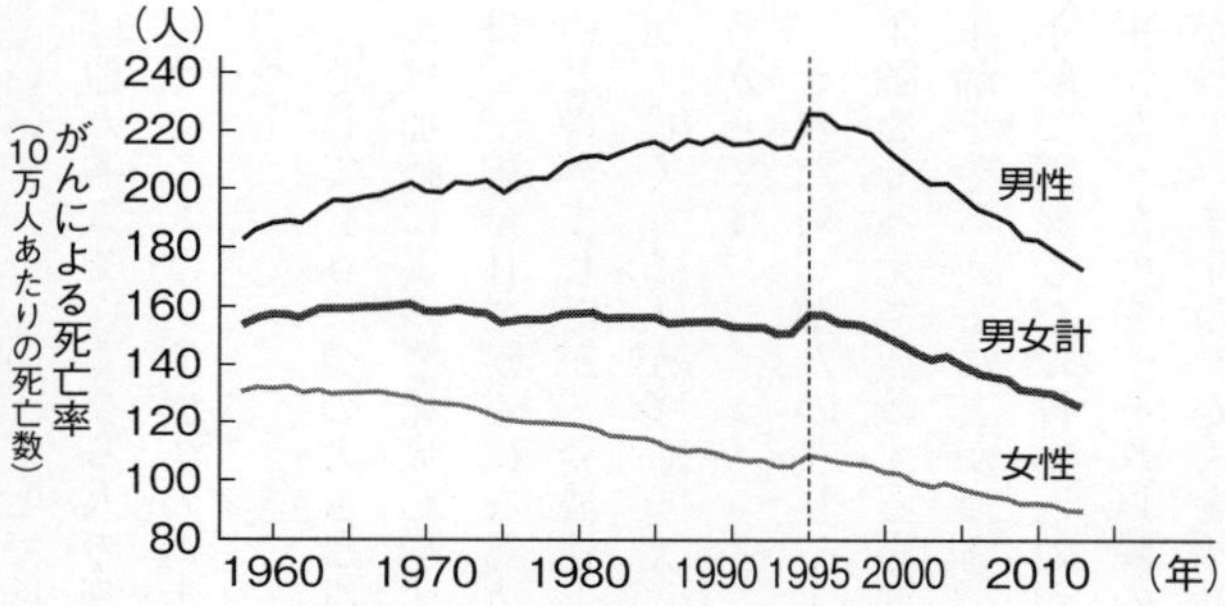

図6-1　がん死亡率の推移

年齢で調整すると、男女ともに、がんによる死亡率が下がっているのがわかる。
1995年に死亡率が上がったのは死因の分類のしかたが変更になったため。
(国立がん研究センター　がん対策情報センター資料より作成)

率にもあてはまります。近年は、日本人が死亡するがんのほぼ半数を、肺がん、大腸がん、胃がんの3つが占めており、それに加えて女性の乳がんが急激に増えると予想されています。

しかし、やはり年齢で調整すると、胃がんは1960年以降、一貫して減少を続け、大腸がんと肺がんも、近年頭打ちになっていることがわかります。いずれも高齢化の影響を受けやすいがんだということです。女性の乳がんも上昇にブレーキがかかり始めました。[*6-1]

では、がんの「なりやすさ」はどうでしょう。世界50ヵ国のがん発症率を、これまた年齢で調整した2012年のデータがあります。[*6-2] すると、発症率が高い順に、1位がデンマーク、そしてフランス、オーストラリアと続き、米国が6位、英国が23位、そして日本は下から3番目の48位でした。

日本でがんが多いように見えるのは、長生きする人が多いからです。がんの発症率は世界でも低い水準にあり、しかも、がんになっても治る例が増えているのです。

ちょっと安心したところで、日本人のがんと、欧米人のがんの違いを見てみましょう。第1章でふれたように、日本人と欧米人は発症しやすいがんの種類が違います。アジアの他の国々も含めた調査結果を図６－２にのせました。これは１９９０年前後の各国のデータを国際がん研究機関（ＩＡＲＣ）がまとめたもので、すべて年齢調整したデータです。[*6-3] かなり前の数値ですから現在とは違っている点もありますが、ここでは、国や人種によって、かかりやすいがんがあることに注目してください。

まず上のグラフ、胃がんは、日本、次いで中国の男性に多く、日本の発症率は米国の約4倍です。他のアジア諸国は欧米とならんで発症率が低いですね。真ん中の大腸がんはどうかと言うと、発症率が欧米なみに高いのはアジアでは日本だけで、日本以外のアジアの国は日本の半分かそれ以下です。そして下のグラフ、左側の前立腺がんと、右側の乳がんは明らかに欧米で多く、この図のもとになった１９９０年ごろの統計では、日本も他のアジア諸国と変わりません。前立腺がんは米国の10分の1くらいですし、乳がんも半分程度です。胃がん、大腸がん、乳がんの3つについては、第7章以降で詳しく調べましょう。

さて、がんに関する統計を見ると、たいてい死亡率と罹《り》患《かん》率の二つのデータが出てきます。死

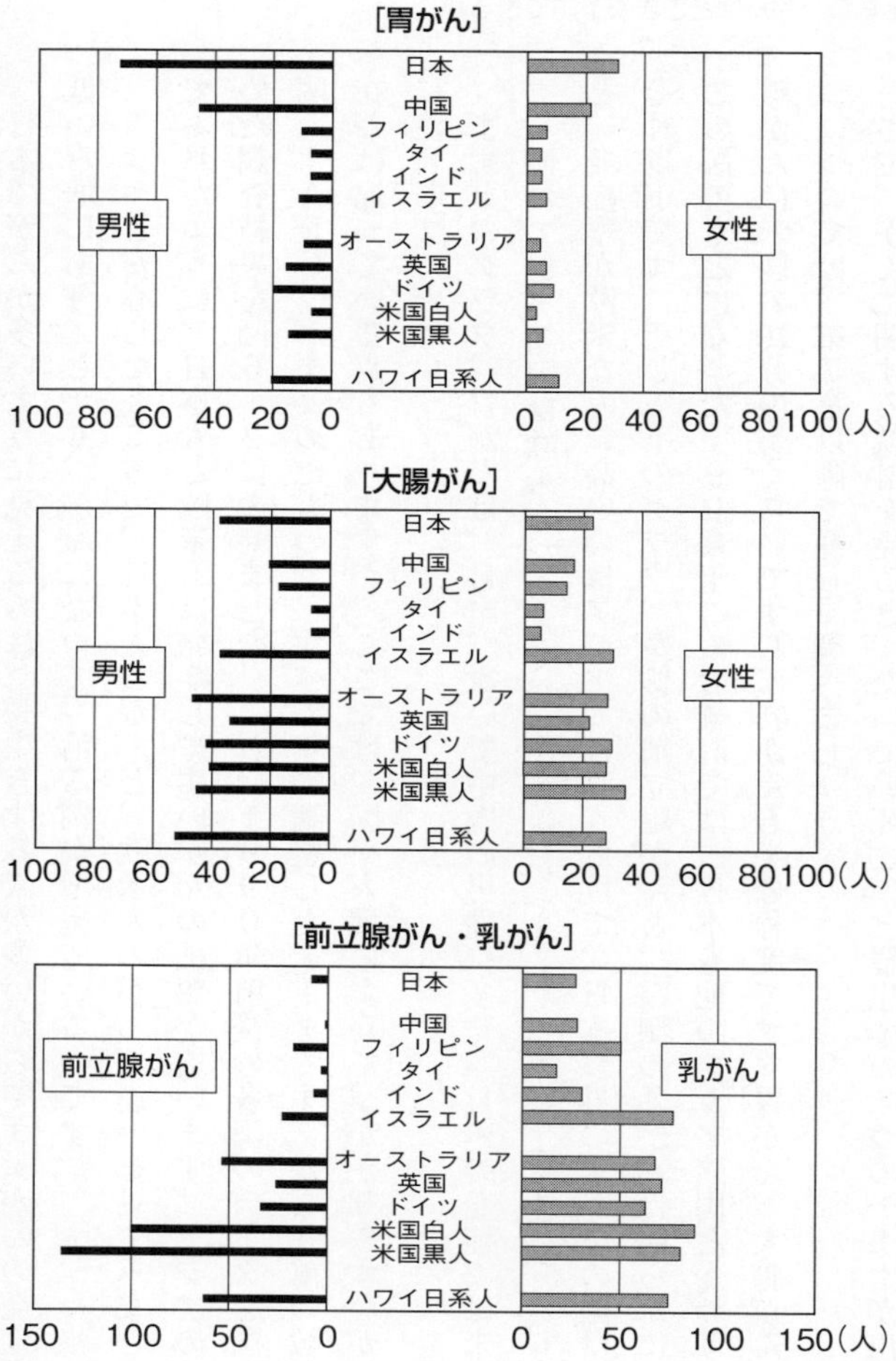

図6-2　国ごとのがんの部位別発症率

年齢調整した部位別がんの発症率。人口10万人あたりの発症数であらわしている。日本人は世界でも胃がんが多く、大腸がんの発症率も欧米なみに高い。前立腺がんと乳がんは欧米で多く、このグラフのもとになった1990年前後の統計では、日本も他のアジア諸国と同じく発症率が低い。

(国立がん研究センター予防研究グループ「固形癌の疫学 第4回 固形癌の地域・人種差」より改変)

亡率は文字どおり、そのがんが原因で亡くなった人の割合を指し、罹患率は、そのがんにかかった人の割合を言います。罹患率という言葉は少し固いので、本書では「がんを発症した人の割合」と考えて、発症率と書いています。

　発症率が高くても死亡率が高いとは限りません。がんは種類によって治りやすさが違うため、治りやすいがんであれば、発症率が高くても死亡率は低くなります。ただし死亡率は、そのがんの治りやすさだけでなく、医療の水準、医療制度、衛生状態、そこで暮らす人の栄養状態、そして経済状況によっても変わります。したがって、ある病気のなりやすさを人種ごとに比較するには発症率を用いるほうが良いのです。本章でも、データが両方ある場合は発症率を基準にして病気のなりやすさについて考えます。

がんは遺伝か、生活習慣か

　先ほどの図6－2の調査が重要なのは、各国の発症率がならんでいる一番下に、ハワイに移住した日系人のデータが加えてあることです。これによると、日系人の胃がんの発症率は欧米人より少し高いものの、日本で暮らす日本人の3分の1以下です。だいぶ違いますね。この逆に、乳がんは欧米人と同じレベルまで上がり、男性に特有の前立腺がんも、発症率が明らかに上がっています。

日本で暮らす日本人と同じ遺伝的素因を持ちながら、ここまで発症率が変わるのは、これらのがんの発生に環境要因が影響するからです。これに関連して、興味深い研究が北欧でおこなわれました。遺伝的素因が完全に同じ一卵性双生児、数万組に協力してもらい、長年にわたって、がんの発生と、その部位を調査したのです。

さて、双子の一方が、大腸がん、乳がん、前立腺がんになった場合に、もう一方が同じがんになる確率は、どのくらいだったと思いますか？　答えは、それぞれ11％、13％、18％でした。[*6-4]遺伝的素因が100％同じでも、同じがんになる確率は10〜20％に過ぎなかったのです。環境要因がいかに大きいかわかります。

そうは言っても遺伝的素因もあなどれません。米国に移住した日本人と、同じく米国に渡ったポーランド人の、前立腺がんの発症率をくらべた報告があります。これによると、日本人もポーランド人も、移住する前は米国白人より前立腺がんの発症率が低く、米国に移住すると、どちらも発症率が上がりました。ところが、日系移民が米国白人より低い水準にとどまるのに対して、ポーランド移民は米国白人と同程度発症するようになるのです。

がんの発症には遺伝的素因が間違いなく関係しています。それでも、母国にいるあいだは発症率が低いのですから、環境要因も大きいのです。先に見た糖尿病や高血圧と同じく、がんの発生についても、遺伝的素因と環境要因の両方を考える必要があるということです。

がんの発生にかかわる遺伝子は200種類近くあるとされ、がんの発生を促す遺伝子と、がんの発生をおさえる遺伝子の二つに分けられます。がんの発生を促す遺伝子を「がん遺伝子」と言い、もとは正常だった遺伝子に変異が起きて生まれます。これに対して、がんの発生をおさえる遺伝子を「がん抑制遺伝子」と呼んでおり、こちらは、もともと体に備わった遺伝子です。

図6-3に、正常な細胞ががん細胞になる仕組みの模式図をのせました。それぞれのイラストは、細胞の中の様子を描いたものです。細胞に入っているDNAには、さまざまな遺伝子が並んでいます。そのどこかに、がん遺伝子ができても（黒いロボット）、がん抑制遺伝子が封じ込めているあいだは、実際に細胞ががん化することはありません(1)。

しかし、何らかの原因でがん遺伝子の作用が強まったり、逆に、がん抑制遺伝子の作用が弱まったりして力のバランスがくずれると、正常だった細胞ががん細胞になって(2)、異常な増殖を開始します。

がん細胞と言うと、猛スピードでどんどん増殖して正常な組織を乗っ取るイメージがあるかもしれませんが、実際は少し違います。がん細胞が増える速度はさまざまで、時間をかけてゆっくり増えるものもあります。それより問題なのは、がん細胞が本来の決まりを無視して増殖を続けることです。

正常な細胞は、決まった場所で与えられた機能を果たしており、必要以上に増えることはあり

1）正常だった遺伝子に変異が起きて、がん遺伝子ができても、がん抑制遺伝子が封じ込めているあいだは細胞ががん化することはない。

2）しかし、がん抑制遺伝子の作用が弱まるなどして力のバランスがくずれると、細胞ががん細胞に変わる。

3）遺伝子がどこか１ヵ所おかしくなるだけでがんが発生することはない。長い時間をかけて、正常な遺伝子全体の何ヵ所かに異常が起きることで、一歩一歩がんに近づき、ついに病気としてのがんを発症する。

図6-3　がん遺伝子と、がん抑制遺伝子の働き

DNAは細長い糸のような構造をしており、そこにさまざまな遺伝子が並んでいる。図は細胞の中の様子で、ロボットは１つ１つの遺伝子をあらわす。

ません。たとえば、転んでひざをすりむくと、かさぶたができて、皮膚が次第に傷口をおおいます。そして元どおりになったら、皮膚の細胞の増殖がぴたっと止まるでしょう。しかし、がん細胞は、増える必要がなくても増殖を続けるだけでなく、本来あるべき場所から離れたところに移動して、そこであらたに増殖する、転移という現象を起こします。これが正常な細胞には見られない、がん細胞の特徴です。

これを食い止めているのががん抑制遺伝子で、遺伝子にできたキズを修復したり、がん細胞の増殖をさまたげたりして、がんの発生と増殖にブレーキをかけています。2015年のノーベル化学賞は、傷ついた遺伝子が修復される仕組みを解明した科学者らに贈られました。

がん遺伝子であれ、がん抑制遺伝子であれ、どこか1ヵ所おかしくなるだけで、がんが発生することはありません。長い年月のうちに、正常な遺伝子全体の何ヵ所かに異常が起きることで一歩一歩がんに近づき、ついに病気としてのがんを発症すると考えられています（図6－3③）。

遺伝子に起きる異常には、遺伝子の構造が部分的に変わる、一部が欠ける、余分なものが入り込むなど、いくつか種類がありますが、本書では、まとめて「遺伝子変異」、もしくは「遺伝子のキズ」と表現しています。

肝臓がんの組織に起きた遺伝子異常を調べた研究からは、1個のがん組織の平均で、ごく小さな遺伝子変異が1万ヵ所以上、大きな遺伝子変異は20ヵ所以上で起きていたことがわかりました[*6-5]。といっても、このうち実際に発がんの原因となる変異はわずかです。12種類のがんから集めた3000以上のがん組織を使って調べた研究によると、がんの発生に重要な働きをしたと思われる遺伝子変異の数は、がんの種類によって異なるものの、大部分が2～6個でした[*6-6]。がんになりやすい遺伝的素因がある人は、始めから遺伝子に1～2ヵ所、キズがついています。つまり、がんの発生に向けて他の人より早くスタートを切っているので、その分、がんの発症率が上がります。

2015年に、日本で「SCRUM-Japan（Cancer Genome Screening Project for Individualized Medicine in Japan：産学連携全国がんゲノムスクリーニング）」という大規模なプロジェクトが始まりました。これは第1章で見た精密医療の一つで、それぞれの患者のがん組織で起きている遺伝子変異にもとづいて最適な治療薬を選べるようにすることを目指しています。国立がん研究センター東病院など多数の病院と製薬会社が文字どおりスクラムを組み、まずは肺と、胃、大腸などの消化器がんを対象に全国規模の遺伝子診断ネットワークを作り上げました。

そして、遺伝子の作用を変える仕組みがもう一つありました。そうです、エピジェネティクスですね。遺伝子そのものにキズがなく、見た目はまったく正常であっても、何らかの環境要因の影響で遺伝子の作用が強まったり弱まったりする現象です。

第1章で述べたように、肝炎ウイルスの感染が肝臓がんを起こす過程にもエピジェネティクスが関係しています。また、喫煙が肺がんを招くのは、タバコに含まれるタールなどの物質が遺伝子変異を起こすからと考えられてきましたが、それに加えてエピジェネティクスも影響することが明らかになってきています。

遺伝子変異もエピジェネティクス変化も、遺伝子の作用を変えるという点は同じですし、子供に遺伝することがあるのも共通しています。しかし、この二つには大きな違いがあります。遺伝子にいったんキズがつくと、現代の医学ではキズそのものを治すことはできません。これに対して、エピジェネティクスによって遺伝子のスイッチがオンまたはオフになっているのであれば、環境要因を変えることで元に戻せる可能性があります。

ですから、どんな環境要因がどのように、どの遺伝子に影響を与えるか明らかにできれば、がんをはじめとするさまざまな病気の予防と治療に大きく貢献するはずです。

日本に多かった胃がんと肝臓がんは、死亡率だけでなく発症率も下がり始めており、男性の肺がんも頭打ちです。おそらくは、ピロリ菌と肝炎ウイルスに対する封じ込め策と、喫煙率の低下が、それぞれのがんに「良いエピジェネティクス」を起こしているのです。どんな病気であれ、発症には多数の遺伝子変異やエピジェネティクス変化が関係するため、そのすべてを解きほぐすのは一筋縄ではいきません。人種差や個人差も加わるとなるとなおさらです。しかし現在、世界中で研究が進められており、将来は、エピジェネティクスを利用した予防や治療があたり前になるかもしれません。

がんの70％は予防できる

２００７年、世界がん研究基金（ＷＣＲＦ）と米国がん研究機構（ＡＩＣＲ）は、それまでに世界各地でおこなわれた研究や大規模調査の結果を総合的に分析して、『食物、栄養、身体活動とがん予防：世界的展望（Food, Nutrition, Physical Activity, and the Prevention of Cancer: a Global Perspective）』という、ぶ厚い報告書を公表しました。そしてそのなかで、有効と思われるがん予防法を10項目示しています[*6-7]。まさに人類の英知の結晶です。どんな項目が並んでいるのでしょうか。

１　肥満をさける
２　よく体を動かす
３　カロリーの多い食品、糖分の多い飲料をさける
４　植物性の食品を食べる
５　肉の摂取をひかえ、加工した肉は食べない
（注：家畜として飼われている、牛、豚、羊、山羊などの肉。鶏肉は含まない）

6　アルコールをひかえる
7　塩分をひかえ、カビのはえた食品は食べない
8　サプリメントに頼らない
9　できるだけ母乳で育てる
10　がんになったことがある人も、以上の助言に従う

……ちょっと拍子抜けしませんでしたか？　誰にでも予想がつくような予防法ばかりで、しかも何となく聞きおぼえのある言葉がならんでいます。

肥満をさける、と言われると、内臓脂肪はメタボのもと、という話を思い出しますし、カロリーの多い食品や糖分の多い飲料はいかにも体に悪そうです。肉に入っている飽和脂肪酸の取り過ぎに注意して、アルコール、塩分はひかえめに。そうそう、サプリメントじゃなくて、食品に含まれる有効成分を丸ごと摂取するほうがいいんだったな。……これって、生活習慣病の注意点と同じじゃないの？

そのとおりです。でも、これは不思議なことではありません。ちょっと意外かもしれませんが、がんは生活習慣病に分類されているからです。[*6-8]　厚生労働省の公衆衛生審議会は、１９９６年に生活習慣病をこう定義しています。

「生活習慣病は『食習慣、運動習慣、休養、喫煙、飲酒等の生活習慣が、その発症・進行に関与する疾患群』であり、糖尿病、心筋梗塞、脳卒中、ガン、等を含む」

こう考えられるようになったきっかけは相次いで発表された論文でした。まず、米国人を対象に、がんによる死亡の原因を推定した有名な論文があります。１９８１年に出されたもので、それ以前におこなわれた膨大な調査結果をもとに、がんで死亡した原因として、どの環境要因がどれくらいの割合を占めているか分析したものです。[*6-9]

すると、食生活の改善により予防できたはずのがんが35％、禁煙していれば防げたものが30％、ウイルスや細菌などの感染によるものが10％以上、飲酒が３％などとなっており、遺伝的素因によるものはわずか５％でした。１９９６年には、米国ハーバード大学のがん予防センターも同様の研究をおこない、成人してからの食事と肥満が30％、喫煙が同じく30％で、運動不足が５％、飲酒が３％と、個人の生活習慣ががんの原因の68％を占めていたとしています。[*6-10] この研究でも遺伝的素因は５％でした。

これを円グラフにしたのが図６－４です。この図に出てくる「食事」は、成人になってからの食事内容と肥満のことで、「飲酒」は、その他に入っています。そして「職業」は、おもに化学物質との接触を指します。たとえば石綿、別名アスベストを長年吸い込むことで、肺や心臓などを包む薄い膜や、肺にがんが発生しやすくなることは日本でも大きく取り上げられました。そのため現在では、日本国内での石綿の製造、販売、使用が原則として禁止されています。

どちらの研究も遺伝的素因によるがんが非常に少ないのが印象的ですが、少し補足すると、エピジェネティクスが注目されるようになったのは１９８０年代後半から１９９０年代初めにかけてです。そのため、それ以前に出た文献は、遺伝子に明らかな異常がある例だけを「遺伝的素因」とみなしていると考えられます。そうであっても、生活習慣を含む環境要因が、がん発症の約70％にかかわっていたのは確かなので、がんの70％は予防できる可能性があることになります。

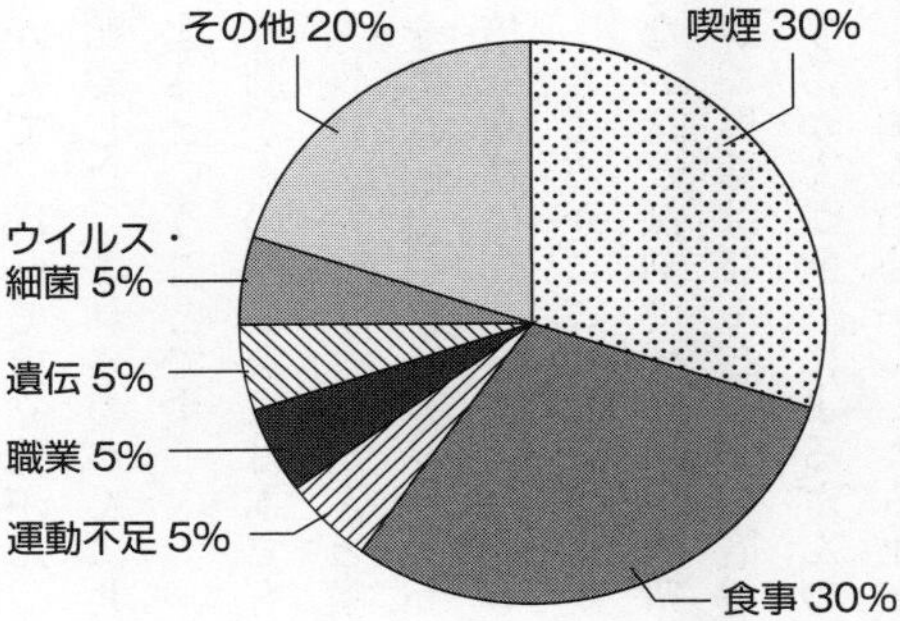

図6-4　米国人の、がんによる死亡の原因

米国ハーバード大学のがん予防センターによる、がんの原因の推計。個人の生活習慣が約７割を占め、遺伝的素因によるものは５%だった。ただし、日本人とは事情が異なることに注意が必要である。

(Harvard Report on Cancer Prevention. Volume 1: Causes of human cancer, 1996より)

ただし、気をつけなければならないのが、これらの研究が米国でおこなわれたものだということです。発表した研究者らも、原因の割合は人種によって変わるだろうと書いています。

２００８年の統計によると、米国人が発症したがんのうち最も多かったのは肺と気管のがんで、次いで前立腺がん、乳がん、大腸がん、膀胱がん、白血病の仲間である悪性リンパ腫の順でした。これらのがんに共通して指摘されているのは、喫煙と、脂肪を多く含む食生活が影響するということです。

肺がんの発症数は日本でも増えており、2016年のがん死亡数予測によると、男性は1位、女性は2位です。肺がんと喫煙の関連については、これまでにおこなわれた3件のコホート研究を総合的に分析したところ、日本人は、喫煙することで肺がんによる死亡率が、男性は4・8倍、女性は3・9倍高くなることがわかりました。喫煙の危険は明らかです。

ところがここにも人種差があって、米国人にとって喫煙の害は、日本人とはくらべものにならないほど深刻です。米国公衆衛生総監報告によると、米国人が喫煙すると、肺がんによる死亡率が、男性はなんと22・4倍、女性も11・9倍上がります。先に見た二つの研究で、喫煙を原因とするがんが飲酒によるがんの10倍多かった背景には、これがあるのでしょう。

米国人の肺がんによる死亡率が喫煙でこんなに高くなる原因は十分わかっていませんが、遺伝的素因に加えて、米国の大部分の州は日本より早い18歳から喫煙が可能なので喫煙年数が長くなりがちなこと、1日に吸う本数が多い可能性があることなどが考えられています。また、一部の野菜や果物が肺がんの発症率を下げると言われていることから、米国人は野菜や果物の摂取が足りないのではないかという指摘もあります。

日本人のためのがん予防法

　このように、日本人と欧米人は、体質も、病気を招く原因も違うので、欧米で得られた研究結果をそのまま日本人に当てはめることはできません。あくまで参考にとどめて、改めて日本で調査をやりなおす必要があります。

　日本人を対象とする調査報告が少しずつ集まってきたことから、国立がん研究センターが２０１１年に、日本人のためのがん予防法「がんを防ぐための新12か条」を公表しました。

１　たばこは吸わない
２　他人のたばこの煙をできるだけ避ける
３　お酒はほどほどに
４　バランスのとれた食生活を
５　塩辛い食品は控えめに
６　野菜や果物は不足にならないように
７　適度に運動
８　適切な体重維持

9　ウイルスや細菌の感染予防と治療
10　定期的ながん検診を
11　身体の異常に気がついたら、すぐに受診を
12　正しいがん情報でがんを知ることから

1と2はタバコの害に関するものです。日本で2016年に新たにがんと診断される人数を予測したデータによると、多いほうから、大腸がん、胃がん、肺がん、前立腺がん、乳がん、肝臓がんで、米国では順位の低い胃がんと肝臓がんが今も上位に入っています。喫煙は肺がんだけでなく、胃がんと肝臓がんの発症率も上げるとされ、日本人男性のがんの3割は喫煙が原因という推計もあります。日本でも、がん予防に禁煙が重視されるのは当然と言えるでしょう。

しかし、その次が違います。タバコの次はアルコール。米国の調査では、アルコールをやめていたら予防できたがんは3%だけでした。しかし、日本で得られたデータにもとづく分析では、飲酒はすべてのがんの発症率を高め、とりわけ大腸がん、肝臓がん、食道がんの危険を確実に押し上げるという結果が得られています。このうち食道がんは、秋田、沖縄、鹿児島など、飲酒量が多い県でとくに発症率が高くなっていました。日本で作成された「新12か条」で、節酒が3番目に来ているのはこのためです。欧米でも大腸がんは多いものの、ここにも人種差があり、欧米

人はあまりアルコールの影響を受けません。詳しくは第8章で考えましょう。

もう一つ異なるのは、日本の予防法の9番目に「ウイルスや細菌の感染予防と治療」が入っていることです。国際がん研究機関は、病原体が長期にわたって感染することで発生するがんの割合は、世界全体で18％、先進国全体では9％としています。ところが日本は、肝炎ウイルスとヘリコバクター・ピロリ菌の感染率が世界でも高いので、感染が原因で発生するがんが20％を占めています。

米国では感染によるがんが多くないことから、米国のがん予防法には病原体の感染に関するものは入っていません。その代わり、7番目に「カビのはえた食品は食べない」という項目がありますね。これは、食パンやミカンにはえる青カビのことではありません。亜熱帯地域に生息するカビがアフラトキシンという毒素を作り、この毒素を長期間摂取すると肝臓がんを発症するおそれがあるのです。保存状態が悪いトウモロコシ、落花生、スパイス、ナッツにはえやすく、輸入作物に付着して入ってくることがあるため、米国だけでなく日本も水際で厳しく監視しています。

じつは、このカビ、日本で古くから、酒、みそ、しょうゆなどの発酵に使われてきた麴菌《こうじ》、正確に言うとコウジカビとよく似ていることが知られていました。そのため、このカビと麴菌の遺伝子を比較したところ、なんと、元は同じカビで、遺伝子変異により、偶然、麴菌が生まれたことが明らかになりました。有害なカビが発酵食品の生産に役立つことに気づいた古代の人が、長い年月をかけて、有用で、安全なものを選び出したのでしょう。麹菌にも毒素を作る遺伝子がありますが、遺伝子の一部が欠けているので実際に毒素を作ることはできません。遺伝子変異が、こんな奇跡を生むこともあるのです。

第6章のポイント

- がんによる死亡率が上がっているが、これは、他の病気による死亡率が下がったことと、高齢化の影響が大きい。統計結果を年齢で調整すると、がんによる死亡率は低下しており、がんの発症率も世界で低い水準にある。
- 国や人種によって発症しやすいがんが異なる。日系移民と、日本で暮らす日本人でも違いがあり、がんの発生に遺伝的素因と環境要因の両方がかかわることがわかる。
- がんの発生に関係する遺伝子は、アクセル役の「がん遺伝子」とブレーキ役の「がん抑制遺伝子」に分けられる。この2種類の遺伝子の力のバランスがくずれると、正常だった細胞ががん化する。
- 遺伝子の作用を変える仕組みには遺伝子変異とエピジェネティクス変化がある。起きてしまった遺伝子変異を治すことはできないが、エピジェネティクス変化であれば、環境要因を変えることで元に戻せる可能性がある。

●生活習慣を含む環境要因が、がん発症の約70％にかかわっていることが示されている。その意味でがんは生活習慣病であり、がんの70％は予防できると言える。

●米国では喫煙を原因とするがんが多いのに対し、日本人は飲酒により、すべてのがんの発症率が上がる。

●日本は肝炎ウイルスとヘリコバクター・ピロリ菌の感染率が世界でも高いので、感染を原因とするがんの発症率が先進国の平均の2倍高い。

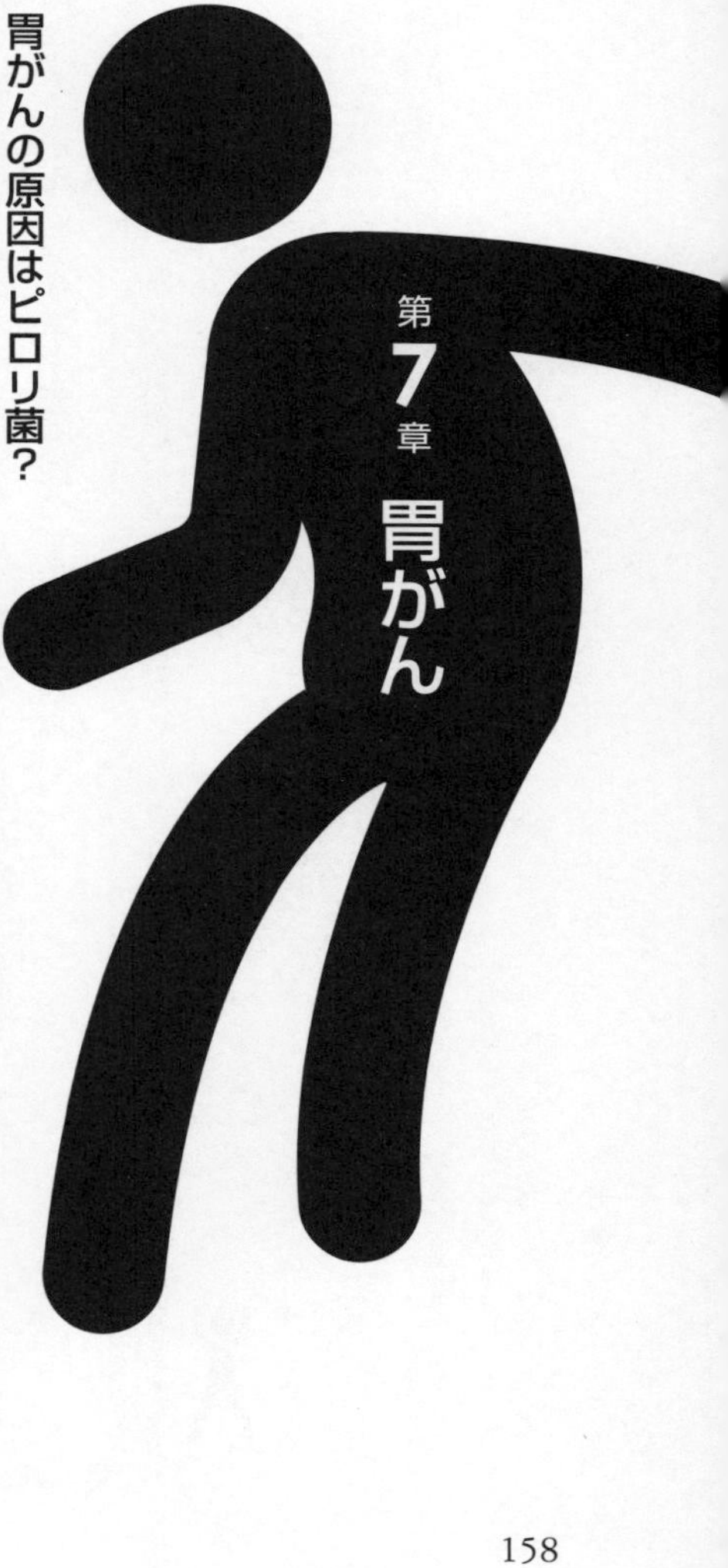

第7章 胃がん

胃がんの原因はピロリ菌？

胃がんは日本を含む東アジアで非常に多く、欧米で少ないがんです。２０１２年の国際統計によると、胃がんの発症率が世界一高いのは韓国で、モンゴルが2位、日本が3位、中国が5位でした。西欧や北米の国は20位までに見あたりません。

日本で胃がんが多いのは今に始まったことではなく、１９９８年に肺がんに抜かれるまで、日本人のがんによる死亡の不動の1位が胃がんだったのです。その後、早期発見、早期治療できるようになったことで、胃がんで亡くなる人の割合は大きく下がり、同じく２０１２年の統計では、1位のモンゴル、3位の中国のずっと下、世界25位になっています。そして、胃がんの発症率も、図7-1の上のグラフに示すように、おだやかに下がってきました。

しかし、患者数は足踏み状態です。その理由がこちら。図7-1の下のグラフを見てください。これは、胃がん発症率の年齢による変化を男女別にグラフにして、その結果を1980年と2010年で比較したものです。

男性と女性の発症率が明らかに違うのが目につきますが、これはあとで考えるとして、まずはカーブの傾きを見てくだ

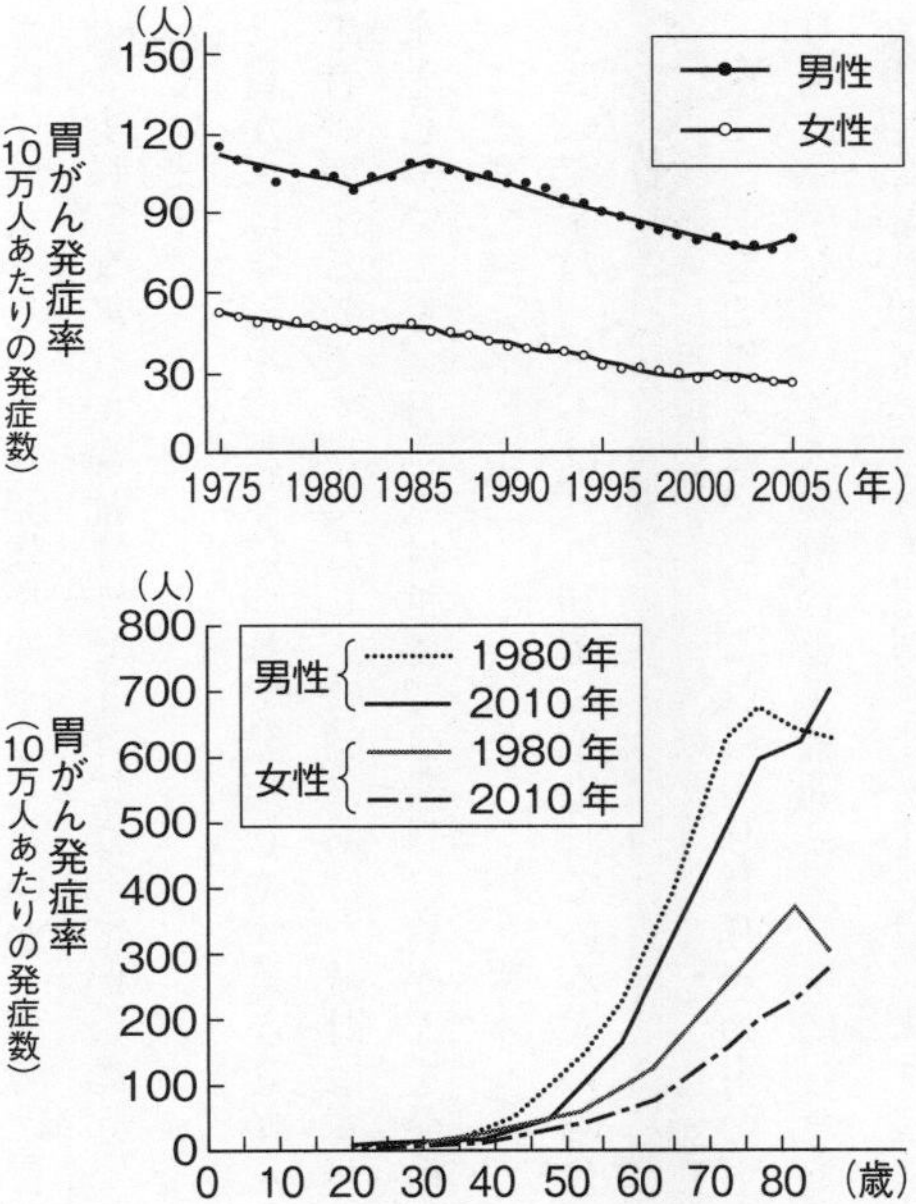

図7-1　胃がんの発症率と、年齢による変化

（上）胃がんの発症率はおだやかに低下している。年齢調整したデータ。
（下）男女そろって55歳を過ぎるころから急激に胃がんが増える。1980年とくらべて、2010年にはピークになる年齢が上がっている。平均寿命が延びた分、胃がんの発症率のピークがずれたことがわかる。
（統計数理研究所「日本におけるがん罹患率の動向」、がん研究振興財団「がんの統計'14」より）

さい。男女そろって、55歳を過ぎるくらいから急激に胃がんが増えています。1980年には男女ともに70～80代で発症率がピークになっていたのが、2010年にはピークになる年齢が上がっています。

胃がんは年齢を重ねるにつれて発症しやすくなるがんなので、平均寿命がのびると、胃がんの患者が増えるのです。ただし、冒頭にあげた統計はすべて年齢調整してあります。高齢化の影響を差し引いても、日本人は世界で3番目に胃がんを発症しやすい民族だということです。

ここまで読んで、「東アジアはピロリ菌に感染している人が多いのかな」と思った皆さん。するどいですね。日本はピロリ菌に感染している人の割合が、先進国のなかで最も高いことが知られています。

図7－2をご覧ください。これは1989年の古いデータですが、日本を含む世界各国でピロリ菌に感染している人の割合を年齢別にグラフにしたものです。欧州とオーストラリアは、のきなみ感染率が低くなっています。しかし、よく見てください。低いといっても日本の半分くらいあります。それなのに、胃がんになる人の割合は半分どころか、日本の5分の1から10分の1です。また、この図で日本より感染率が高いインドとベトナムは、さぞや胃がん大国なんだろうと思いきや、先ほどの国際統計によると、ベトナムの胃がん発症率は日本のほぼ半分で世界18位、インドにいたっては20位までに入っていません。これはいったいどうしたことでしょうか？

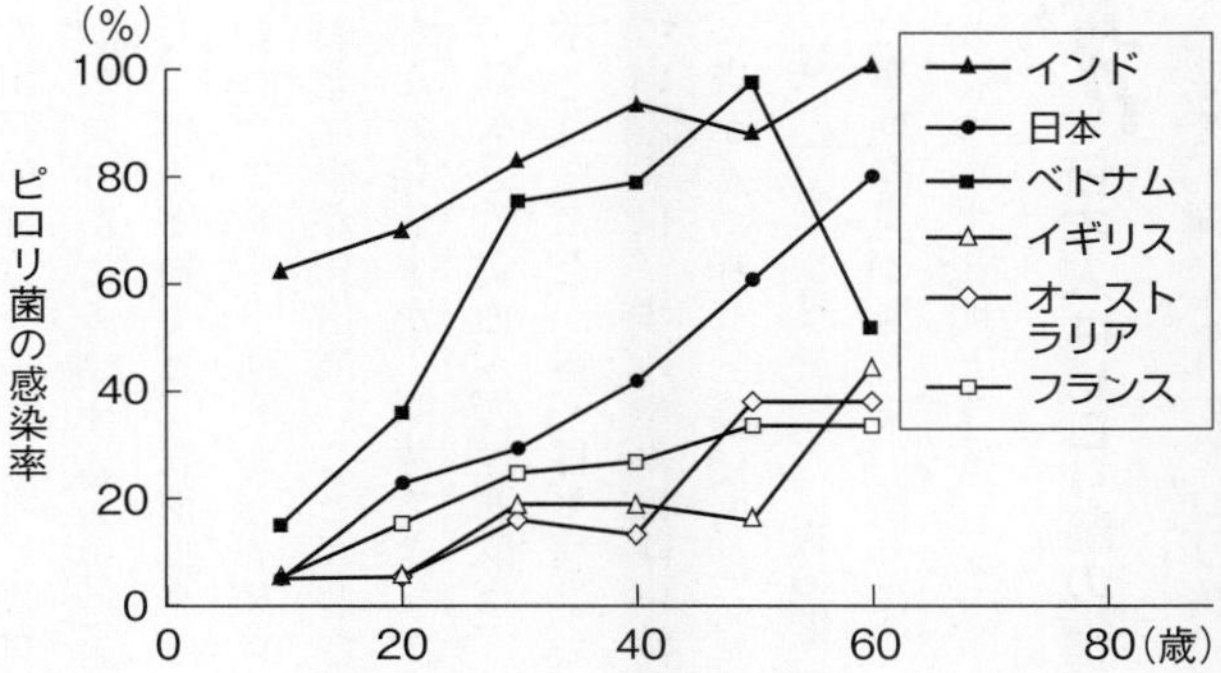

図7-2　ピロリ菌感染率の国際比較

欧州とオーストラリアは日本より感染率が低いが、それでも日本の半分ほどある。また、この図で日本より感染率が高いインドとベトナムは、胃がんの発症率が日本ほど高くない。

(Graham, D.Y., *Gastroenterol. Clin. Biol.* 13: 84b, 1989より改変)

この原因を考える前に、すっかり有名になったピロリ菌について、ざっとおさらいしておきましょう。ピロリ菌、正式にはヘリコバクター・ピロリ菌は胃の粘膜に生息する細菌で、日本では50歳以上を中心に約6000万人が感染していると言われています。

胃は刺激の強い胃酸を分泌していますが、ピロリ菌は特殊な酵素を持っていて、自分の周囲をアルカリ性にして、胃酸を弱めながら暮らしています。ヘリコバクターの「ヘリコ」は、ヘリコプターのヘリコと同じく、螺《ら》旋《せん》という意味です。その名のとおり、ピロリ菌はアルファベットのSの字状に曲がり、触手のような毛が数本はえた姿をしています。

ついでに言うと、「バクター」はバクテリア、つまり細菌のこと、そして「ピロリ」は胃の出口の部分を指します。ピロリ菌が胃の出口あたりで見つかったことから名づけられました。
ピロリ菌に感染すると胃に炎症が起きますが、ほとんどの人は自覚症状がありません。しかし、感染が続くと、胃潰瘍や十二指腸潰瘍、そして胃がんを招くことがあります。日本でおこなわれたコホート研究から、ピロリ菌に感染している人は、感染していない人とくらべて、胃がんの発症率が10倍高いことがわかりました。その逆にピロリ菌をうまく除菌できれば、その後の胃がんの発症率が、除菌できなかった人の3分の1になります。ピロリ菌の感染が、胃がんに加えて鉄欠乏性貧血、慢性蕁麻《じんま》疹《しん》、糖尿病、さらにはアルツハイマー病の発症にも関係する可能性が示されたことから、日本癌学会、日本消化器病学会を始めとする専門学会は、ピロリ菌に感染している人は、すみやかに除菌治療を受けるよう、強くすすめています。[*7-1]
胃がんのうち、約10%はスキルス胃がんという特殊ながんです。スキルスとはギリシャ語で「硬い」という意味で、胃の壁が固く、厚くなることから名づけられました。進行がはやいうえに早期発見が難しく、治りにくいがんです。本章では、スキルス胃がんをのぞいた、通常の胃がんについて説明します。

日本人はピロリ菌の種類も、遺伝子も違う

さて、同じようにピロリ菌に感染していても、胃がんになる人が多い国もあれば、少ない国も

あるのはなぜでしょう。この答えは、ほぼ解明されています。一口にピロリ菌と言ってもタイプがいくつかあるのです。[*7-2] 大きく分けると東アジア型と欧米型があり、東アジア型のほうが胃がんを起こす力が強いことが明らかになっています。日本人のピロリ菌は毒性が強い東アジア型が大半で、同じアジア人で見ても、ベトナム人に感染しているピロリ菌と日本人のピロリ菌は微妙に違います。日本のピロリ菌のほうが強いのですね。

東アジア型のピロリ菌は胃の中の食道に近い部分に感染し、胃の粘膜に注射針のようなものを突き刺して、毒性のもとになる蛋白質を注入します。図7−3を見てください。蛋白質が細胞に入ると、遺伝子に変異が起きて、これが発がんにつながると考えられています。[*7-3]

また、ピロリ菌の感染によって複数の遺伝子にエピジェネティクス変化が起きることもわかっています。[*7-4] 胃がんは、他のがんとくらべてエピジェネティクス変化が頻繁に発生することが知られており、胃がんの組織を調べると、がん抑制遺伝子が作用しなくなっていたり、その逆に、がん遺伝子が作用を開始していたりするのが多数見つかります。

これに対して欧米型のピロリ菌は、胃の出口周辺の十二指腸に近い部分に感染し、胃の粘膜を傷つけることはあまりありません。毒性のもとになる蛋白質をあまり持っておらず、持っていても東アジア型のピロリ菌の蛋白質とは少し違って、がんを起こす力が弱いからです。そのため胃がんの原因になりにくく、その代わりに十二指腸潰瘍を起こすと考えられています。

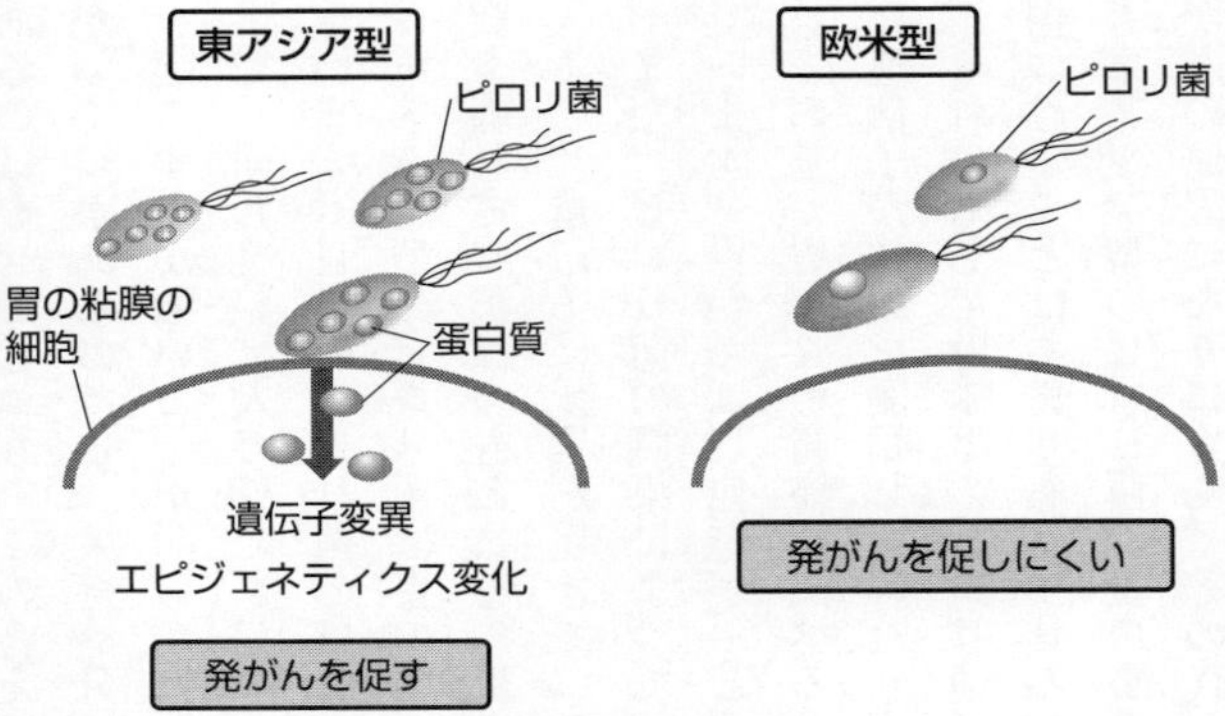

図7-3　ピロリ菌には、東アジア型と欧米型がある

(左) 東アジア型のピロリ菌は毒性のもとになる蛋白質を持っており、これを胃の細胞に注入する。この蛋白質が遺伝子に作用して発がんを促す。
(右) 欧米型のピロリ菌は、この蛋白質をあまり持っておらず、発がんを促しにくい。

ピロリ菌にもいろいろあって、日本人のピロリ菌は胃がんを起こしやすいんだな、と思った人もいるかもしれませんが、まだ話に続きがあります。日本人が毒性の強い東アジア型のピロリ菌に感染しても、全員が胃がんになるわけではありません。感染者のうち、一生のあいだに胃がんを発症するのは8％で、10人に1人もいないのです。

また、これまでの調査から、十二指腸潰瘍の患者は胃がんになりにくいことも知られていました。同じ日本人で、同じ菌に感染していても、胃がんになる人とならない人がいる。このことは、感染しているピロリ菌のタイプだけでは胃がんの発症を説明できないことを意味しています。

これに関連して、2012年に驚くような

報告がありました。日本人の十二指腸潰瘍の患者さんと、そうでない日本人のDNAを比較したところ、十二指腸潰瘍のなりやすさと関連する2つの遺伝子が見つかりました。[*7-5]

一つは、以前から胃がんとの関連が知られていた遺伝子で、この遺伝子に変異があると胃がんの発症率が半分近くまで下がります。今回の研究で、それと同時に十二指腸潰瘍の発症率が上がることがわかりました。そしてもう一つは、なんと血液型を決めるABO遺伝子でした。O型の人は、A型の人とくらべて十二指腸潰瘍に1・4倍なりやすかったのです。

血液型占いには科学的な根拠はないとされていますが、今回の研究は非常に厳密におこなわれたものです。血液型が胃がんと十二指腸潰瘍に関係するらしいことは、これまでにも指摘されていました。たとえば北欧でおこなわれた研究からは、A型の人は、O型の人より胃がんを発症しやすいという結果が得られています。まとめると、O型の人は十二指腸潰瘍を起こしやすい代わりに、胃がんになりにくいということです。

血液型を決める遺伝子は、血液の中の赤血球だけでなく、十二指腸を含む体内のさまざまな組織で作用していることがわかっています。今後、研究が進むにつれて、血液型と病気のなりやすさについて、意外な事実が明らかになるかもしれません。これは将来のお楽しみとしましょう。

この論文の研究者らは、今回確認された二つの遺伝子、すなわち、以前から知られていた遺伝子と、O型になる遺伝子を持つ人の割合を、日本人を含む11の人種で調べました。すると、案の定、十二指腸潰瘍ではなく胃がんになりやすくなる組み合わせで遺伝子を持つ人が最も多いのが日本人だったのです。胃がんの発症には、感染するピロリ菌の違いだけでなく、感染される側の遺伝子の違いも関係するということです。毒性の強いピロリ菌に感染するうえに、胃がんを発症しやすい遺伝的素因を持つ人が多いことが、日本で胃がんが多発する大きな原因と言えます。

生まれたばかりの赤ちゃんはピロリ菌に感染しておらず、感染はだいたい12歳くらいまでに起こります。また、大人になると、ピロリ菌が体に入っても感染せずに出て行ってしまうようです。日本で50歳以上にピロリ菌感染者が多いのは、水道が整備されていなかった時代に井戸水を飲んだことがおもな原因と考えられています。日本の上水道が90%以上普及したのは1980年前後のことで、実際に、この時期以降に生まれた若い世代はピロリ菌の感染率が低いのです。

昔は井戸や川の水を使うのがあたり前だったため、少し前の日本人は、おそらく一人残らずピロリ菌に感染していたでしょう。しかし、現在のように寿命が長くなかったので、胃がんで亡くなる人は多くなかったと思われます。それどころか、当時は、ピロリ菌に感染していることが日本人にとって都合が良かった可能性もあります。これには日本人の胃の形が関係しています。

図7－4は、日本人と欧米人に多い胃の形の模式図です。日本人の胃は、たいてい釣り針のように曲がった形をしています。縦に長いため逆流しにくく、出口が少し高い位置にあるので食物をしっかりためて消化できます。対照的に欧米人の胃は、すっきりした形で、胃の内容物がスム

ーズに腸に移動できるのが特徴です。

胃の形が異なる背景には食生活の違いがあります。日本人は炭水化物を中心に食べてきました。炭水化物は唾液と混じって胃に入ると、胃のぜん動によって砕かれ、十分に処理されてから腸に送られて、ブドウ糖になり吸収されます。そのため、この形が適しているのです。

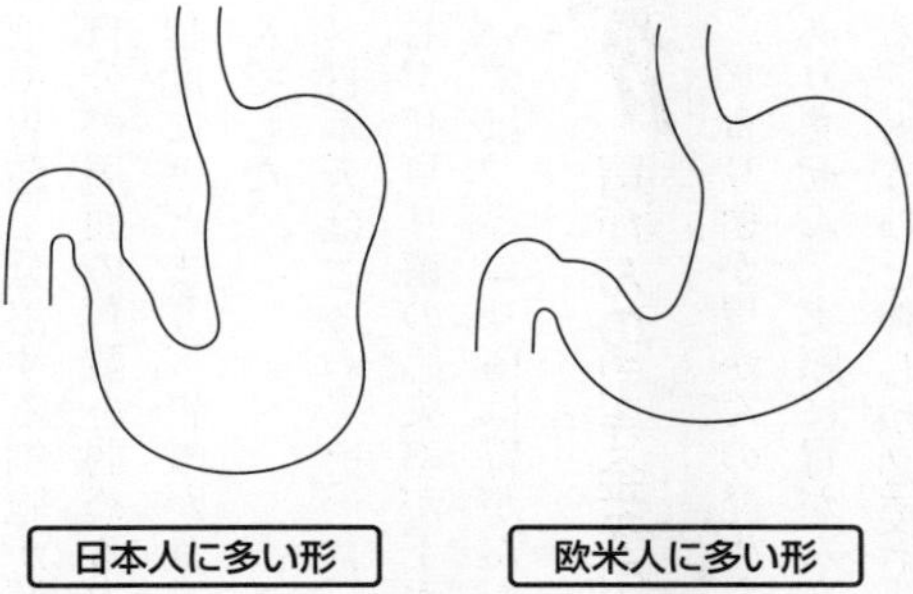

図7-4　日本人と欧米人は胃の形が違う

（左）炭水化物を中心に食べてきた日本人の胃は、食べ物が胃にとどまる時間が長く、胃の粘膜が長時間胃酸にさらされる。このとき、ピロリ菌が胃酸をおさえていた可能性がある。
（右）肉食中心の欧米人の胃は、胃の内容物がすみやかに腸に移動できる。

これに対して欧米人は肉食が中心でした。蛋白質と脂肪の消化はおもに小腸が舞台なので、大量に胃酸を出して胃での処理をすみやかに終えて、食物を腸に送り出すほうが良いのです。欧米人の胃は壁が厚く、胃酸をしっかり分泌でき、食物を力強く押し出します。

さて、この日本人の胃には一つ欠点があります。食べ物が胃にとどまる時間が長いので、そのあいだずっと胃の粘膜が胃酸にさらされて、荒れやすくなるのです。しかし、このときピロリ菌が感染しているとどうなるでしょうか。ピロリ菌によって胃の粘膜に炎症が起きると、胃液や胃酸を分泌する細胞が減って胃酸が少なくなります。また、ピロリ菌は特殊な酵素を出して自分の周囲の胃酸を弱める力がありましたね。このおかげで、日本人の胃酸の量は欧米人の半分程度にとどまり、胃酸が食道に逆流して胸やけが起きる逆流性食道炎になる人もめったにいませんでした。

日本人はこうやって、長い年月にわたってピロリ菌と共生してきたのかもしれません。しかし、ピロリ菌の感染率が下がるにつれて逆流性食道炎が増えています。そして、高齢化社会においては、ピロリ菌は胃がんを招くとして、すっかり悪者になってしまいました。

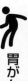

胃がんの引き金を引くもの

ピロリ菌が胃がんの発生を促すことは間違いないにしても、それだけで胃がんになるわけではありません。実際に胃がんを発症するには、遺伝的素因に加えて、ピロリ菌以外の環境要因による、もうひと押しが必要です。では、どんな環境要因が胃がん発生の引き金を引くのでしょうか?

本章の冒頭、159ページの図7-1を思い出してください。胃がんは明らかに男性に多く発症します。しかし、日本でピロリ菌に感染している人の割合は男性も女性も同じなのです。じつは、胃がんが男性に多い傾向は世界で広く認められ、その原因も解明されています。タバコです。2005年までに日本で実施された多数の調査結果を総合的に分析した研究から、喫煙によって胃がんの発症率が高くなるのは確実という結論が得られました。

タバコの煙には発がん性物質が数十種類含まれていますから、当然といえば当然でしょう。発がん性物質は細胞の中でDNAと結びつき、遺伝子変異を起こします。また、喫煙が遺伝子のエピジェネティクス変化を促すという報告もあります。この喫煙による胃がんの発生は、ピロリ菌に感染しているかどうかとは無関係に起こります。

つまりピロリ菌感染とは別に、タバコも胃がんの原因になるということです。そのためピロリ菌に感染している人がタバコを吸うと、感染しておらず、喫煙もしない人とくらべて、おそろしいことに胃がんの発症率が11倍以上高くなります。研究者らは、日本人男性の胃がんの約6割がピロリ菌の感染によるもので、約3割が喫煙によるものと推定しています。

日本は先進国のなかで男性の喫煙率が高い国です。世界保健機関（WHO）の2009年の統計によると、日本人男性の喫煙率が44・3％であるのに対し、英国、フランス、ドイツは30％台、米国は20％台でした。その後、日本人男性の喫煙率は低下を続け、7年後の2016年には30％を割り込んで29・7％になっています。

しかし、タバコを吸う人が減っても、がんの発症率が目に見えて下がるには20年はかかるという試算があります。これは「タバコ病の流行モデル」と呼ばれる理論で、多くの国で、喫煙率のピークの30年後に肺がんによる死亡率がピークになったことを根拠にしています。第6章で見たように、がんは長い期間をかけて段階的に発生します。この理論は肺がんだけでなく、喫煙を原因とする他のがんにもあてはまると考えられ、喫煙を原因とする胃がんはしぶとく続きそうです。

男性とくらべて女性が胃がんになりにくいのは、喫煙率が低く、ヘビースモーカーが少ないこともありますが、タバコの影響を受けにくい遺伝的素因を持っている可能性もあります。この点については、よくわかっていません。

男性の喫煙者がこうむる損失はまだあります。日本で12年間かけておこなわれた調査から、緑茶に含まれるポリフェノールに胃がんの発症をおさえる効果があるとわかりました。

ポリフェノールは、第2章で書いたように、悪玉ＬＤＬの酸化を防ぐと考えられていて、赤ワインだけでなく、緑茶をはじめとするさまざまな食品に入っています。この調査では血液中の緑茶ポリフェノールの濃度を測定して、胃がん発症との関係を調べました。すると女性では、緑茶ポリフェノールの濃度が高いグループは、最も低いグループとくらべて胃がんの発症率が70％も低かったのです。

ところが男性はこの効果が認められなかったばかりか、逆に発症率が上がる傾向すら見られました。研究者らは男性と女性の喫煙率の違いが関係するのではないかと考え、今度は性別ではなく、タバコを吸う人と吸わない人に分けて分析しました。すると、緑茶ポリフェノールの摂取量が増えると、非喫煙者は胃がんの発症率が3分の1になったのに対して、喫煙者は逆に発症率が2倍以上高くなりました。タバコを吸っていると緑茶ポリフェノールの効果がなくなるどころか、逆効果になるということです。[*7-6] 日常生活のなかで胃がんを予防できれば言うことありませんが、それもタバコを吸わない人だけの特権です。

日本人の胃がんの原因はもう一つあります。日本は胃がんが多いといっても地域差があり、国立がん研究センターによる２０１６年の全国推計値を見ると、あらたに胃がんと診断された人は、南九州、とくに沖縄で少ないのに対して、秋田や山形、新潟など、東北地方の日本海側で多いのがわかります。塩分摂取が多い地域です。

このことは以前から知られており、それにもとづいて、参加者を塩分摂取量によって5つのグループに分けたうえで、10年間にわたって胃がんの発症率を調べる研究が実施されました。その結果をまとめたのが図7－5です。

塩分摂取量が最も少ないグループの胃がん発症率を1としたときに、発症率が何倍になるかを棒グラフであらわしています。データは、年齢と喫煙の影響を受けないように調整しました。すると、男性は塩分摂取量が増えるにつれて胃がんの発症率が上がり、最大で2倍以上になりました。この傾向は女性では認められませんでした。女性は塩分摂取が増えても胃がんの発症率が上

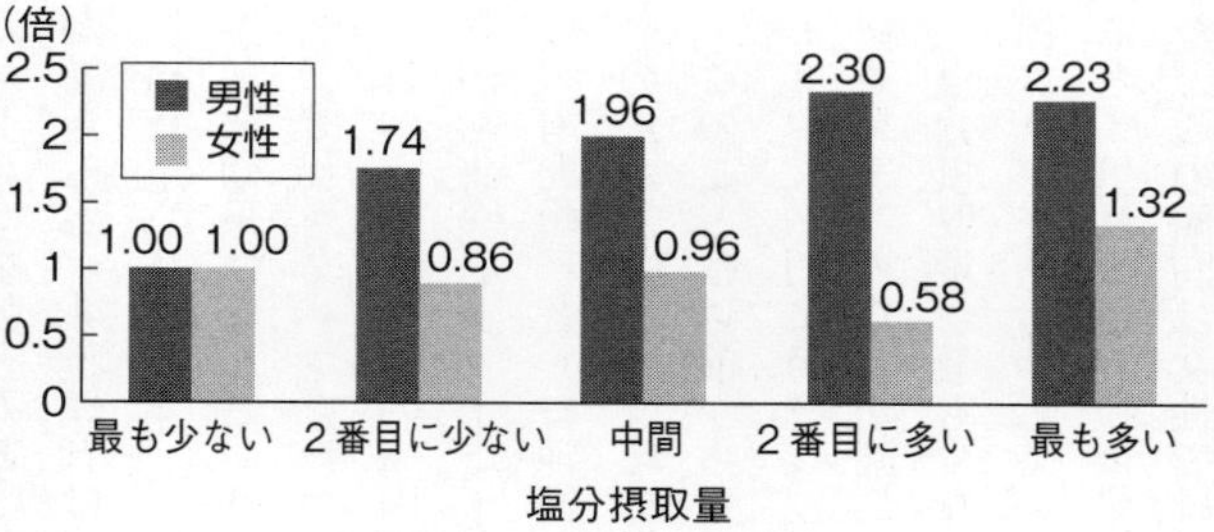

図7-5　塩分摂取量と胃がん発症率の関係

塩分摂取量の違いで、5つのグループに分けて調査した。塩分摂取量が最も少ないグループの胃がん発症率を1としたときに、発症率が何倍になるかを示している。男性は塩分摂取量が増えるにつれて発症率が高くなる。

(Tsugane S. *et al.*, *Br. J. Cancer*. 2004 Jan 12; 90(1): 128-34より)

がらない可能性がありますが、まだ正式な結論が出ていないので、女性の結果については参考にとどめてください。塩分全体ではなく、塩分を多く含む、イクラ、塩辛、練りウニなどにしぼって分析し直すと、摂取量が増えるとともに、男性も女性も胃がんの発症率が上がりました。

日本人の塩分摂取量はかなり減っています。これにつれて胃がんの発症率も下がってきました。

塩が胃がんを招く原因については、動物実験などから、胃の中の塩分濃度が高くなると、胃の粘膜が傷ついて発がん性物質の影響を受けやすくなることが示されています。また、塩分摂取量が多いグループほどピロリ菌の感染率が高いという報告もあり、塩によって胃の粘膜が荒れるとピロリ菌が住みつきやすくなる可能性も指摘されています。日本人の塩分摂取量は今も先進国のなかでは第1位です。胃がんも、そして高血圧も、塩分だけが原因ではありませんが、ひかえる必要があるのは明らかです。

発がん性物質の合成をおさえる野菜の力

　第６章で見たように、日系人の胃がんの発症率は欧米人よりは少し高いものの、日本で暮らす日本人の３分の１以下でした。これをさらに、日系一世、日系二世にわけて、胃がんによる死亡率を比較した調査があります。図７－６をご覧ください。日本で暮らす日本人、米国に移住した日系一世、日系二世、米国人の胃がんによる死亡率を年齢を追ってグラフにしたものです。

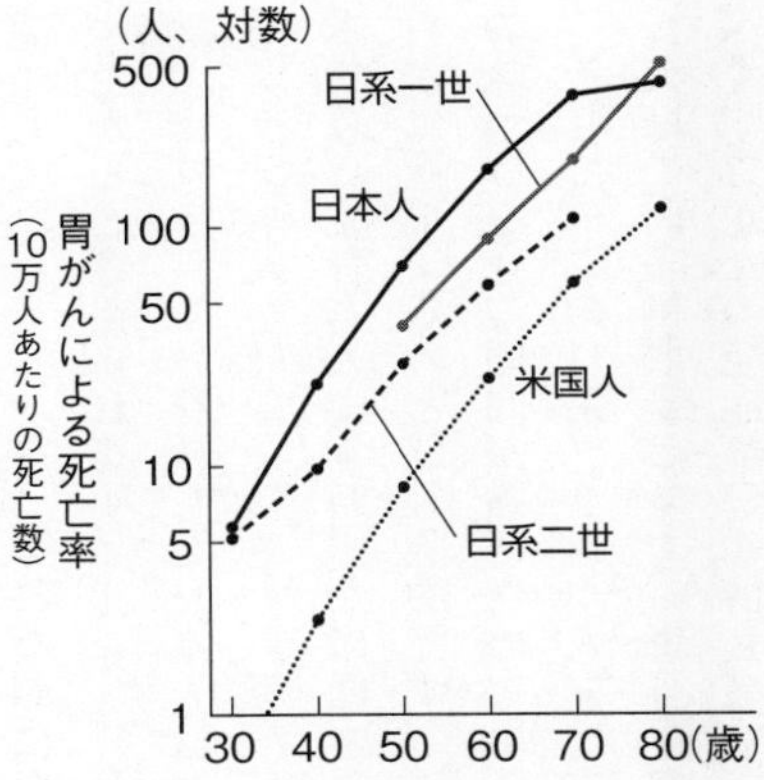

図7–6　日系一世、日系二世の胃がんによる死亡率の比較

日本人、米国に移住した日系一世、日系二世の順で米国人の死亡率に近づいている。

（『総合衛生公衆衛生学　上巻』1985年、南江堂より）

　これを見ると、日本で暮らす日本人より日系一世、日系一世より日系二世のほうが死亡率が低く、米国人に近づいていることがわかります。

　このデータをおさめた本が出版されたのは１９８５年です。日系一世は日本生まれなので、おそらく大部分の人がピロリ菌に感染していたでしょう。それなのに胃がんによる死亡率が下がったのは、一つには塩分摂取が減ったからと考えられます。

ではブラジルに移住した日本人はどうでしょうか。2002年に発表された論文によると、日系ブラジル人が最もなりやすいがんが胃がんで、日系ブラジル人全体の胃がんによる死亡率は日本で暮らす日本人よりわずかに低い程度でした。米国移民の死亡率が、とくに二世ともなると明らかに低下するのとは対照的です。これについては、米国移民とくらべてブラジル移民は日本風の味つけを守る傾向が強いため、塩分摂取量が多いからではないかと言われています。

そして、この日系ブラジル人を対象にした調査から興味深いことがわかりました。日系ブラジル人は牛肉の摂取量が多く、毎日牛肉を食べるグループは、1週間に3回未満のグループとくらべて、胃がんの発症率が4倍も高くなっていました。ところが果物を毎日食べると胃がんの発症率が半分になるのです[*7-7]。

日本で暮らす日本人は、牛肉を含む赤肉の摂取で大腸がんの発症率が上がることが知られており、胃がんを招く可能性も指摘されています。ここで言う赤肉とは、モモ肉、ヒレ肉などの脂の少ない肉のことではなく、牛、豚、羊、山羊、馬などの獣肉のこと。従って、脂の乗ったサーロインステーキも赤肉です。赤肉が発がんと関係するのは、肉に含まれる蛋白質と、他の食品に入っている硝酸塩《しょうさんえん》という物質が化学反応を起こして発がん性物質ができるからと考えられています

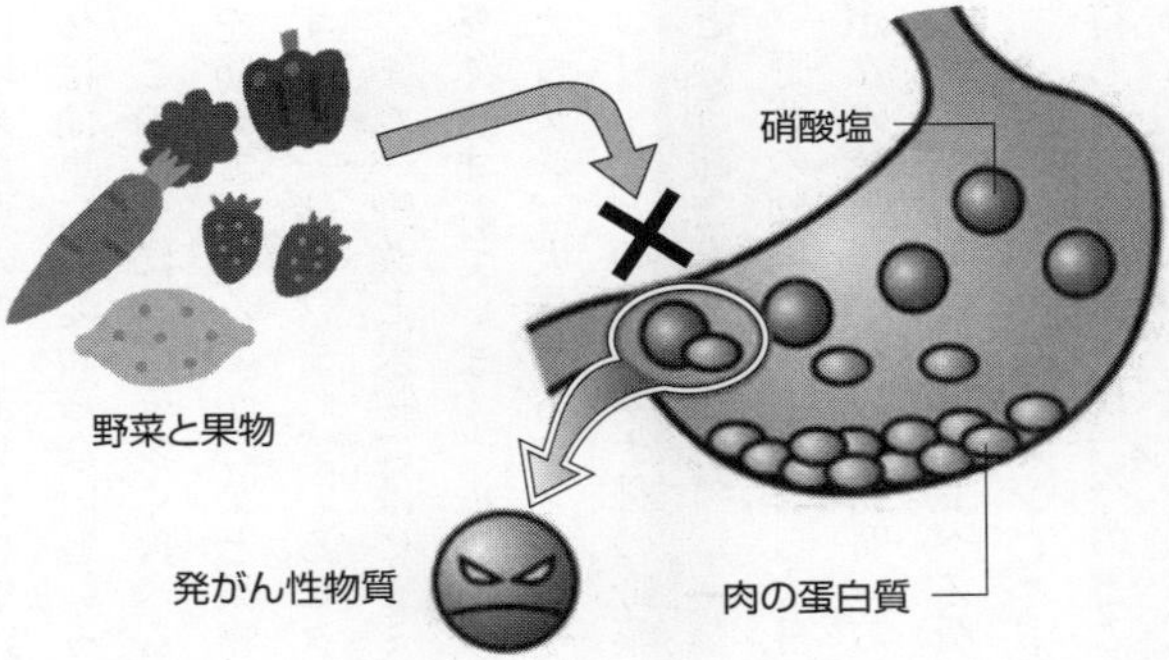

図7-7　発がん性物質の合成と抑制

肉に含まれる蛋白質が、他の食品に含まれる硝酸塩と一緒に胃に入ると、化学反応によって発がん性物質ができると考えられている。野菜と果物に含まれるビタミンCは、この反応を強力におさえる。

が、まだ十分には解明されていません。[*7-8]

この反応の模式図を図7－7にのせました。この反応は酸性だと起きやすいため、胃酸によって強い酸性になっている胃の中は恰好の舞台です。

研究者らは、日本人の血が入っていないブラジル人、おもに白人についても同じ調査をしましたが、ブラジル白人は牛肉をしっかり食べても胃がんの発症率が大きく上がることはありませんでした。ここにも人種差がありそうです。

たとえば、日本人と欧米人の胃は肉を消化する力が違います。もともと胃酸の分泌が少ない日本人は肉を処理するのに時間がかかり、そのあいだずっと、胃の粘膜が発がん性物質と接触することになります。近年の食の欧米化や、ピロリ菌感染率の低下によって、日本人の胃酸が増えたのではないかと考える専門家もいましたが、確かに平均15～20％くらい増えたものの、1990年以降は頭打ちになっています。[*7-9] 胃に限らず、数千年かけて作られた体は簡単には変わらないということでしょうか。

このように、肉を多く食べると胃で発がん性物質が合成されるおそれがありますが、この反応を防いでくれるのが野菜と果物です。野菜には発がん性物質の材料である硝酸塩が含まれていますが、一緒に含まれているビタミンCが発がん性物質の合成を強力におさえます。

また、野菜と果物にはビタミンCだけでなく、がんの予防に効果があるとされる抗酸化物質も多く含まれています。赤ワインで有名になったポリフェノール、ビタミンE、ビタミンC、β-カロテン、大豆サポニンがそうです。野菜のなかでは、とくにキャベツやカリフラワー、ブロッコリーなどのアブラナ科の野菜を多く食べる人は、悪いエピジェネティクス変化が起こりにくいという報告もあります。

野菜の効果は日本で暮らす日本人でも確かめられており、野菜と果物をしっかり食べると、胃がんの発症率が最大で25%くらい下がります。それが日系ブラジル人だと発症率が半分にまでなるのは、牛肉を頻繁に食べる分、発がん性物質ができやすいからかもしれません。

こう聞くと、ビタミンCやβ-カロテンなどのサプリメントで胃がんを予防できるかも、と期待したくなりますが、今のところ、サプリメントで実際に効果があったことを示す研究結果は得られていません。

そしてもう一つ、喫煙者にとって悪いお知らせです。タバコを吸う人がサプリメントなどでβ-カロテンを大量に摂取すると、肺がんの発症率が上がることが明らかになっています。[*7-10] この原因はわかっていませんが、どんな成分であっても、過剰に摂取すると思わぬ作用が起きることがあります。効果の面からも、安全の面からも、食品から摂取するのが正解です。

年齢を重ねるにつれて胃がんの発症率が上がるのは、喫煙と、塩、肉、野菜と果物の摂取に代表される環境要因の影響がかなりの部分を占めるからです。これらの要因により遺伝子の変化が起きるたびに、一歩一歩がんの発症に近づいていきます。ピロリ菌の除菌も重要ですが、除菌に成功しても、除菌できなかった人とくらべて胃がんの発症率が３分の１にしかならないことを思い出してください。

本当に胃がんを防ごうと思うなら、除菌できた人も、できていない人も、始めから感染していない人も、生活習慣を見直すとともに、がん検診を定期的に受けることが大切です。

第７章のポイント

- 胃がんは日本を含む東アジアで非常に多く、欧米では少ないがんである。１９９８年に肺がんに抜かれるまで、日本で最も死亡率が高いがんが胃がんだった。

- ピロリ菌には東アジア型と欧米型があり、東アジア型のほうが胃がんを起こす力が強い。
- 十二指腸潰瘍の患者は胃がんになりにくいことが知られており、ここには遺伝的素因が関係する。日本人は胃がんになりやすい遺伝子の組み合わせを持つ人の割合が高い。
- ピロリ菌に感染している人の割合は男性も女性も同じだが、胃がんは男性に多い。この原因は喫煙で、日本は先進国のなかで喫煙率が高い。
- 塩分の過剰摂取も胃がんの発生を促す。東北地方の日本海側は塩分の摂取量が多く、胃がんの発症率が高い。また、海外に移住した日系一世は胃がんになりにくく、これは移住による塩分摂取量の低下と関連する可能性がある。
- 日系ブラジル人は牛肉を多く食べると胃がんの発症率が上がる。肉に含まれる成分を材料にして胃で発がん性物質が合成されるからと考えられているが、この傾向はブラジル白人では見られない。野菜と果物は、発がん性物質の合成をおさえてくれる。
- 野菜に含まれる有効成分のサプリメントが胃がんに有効なことを示す報告はない。

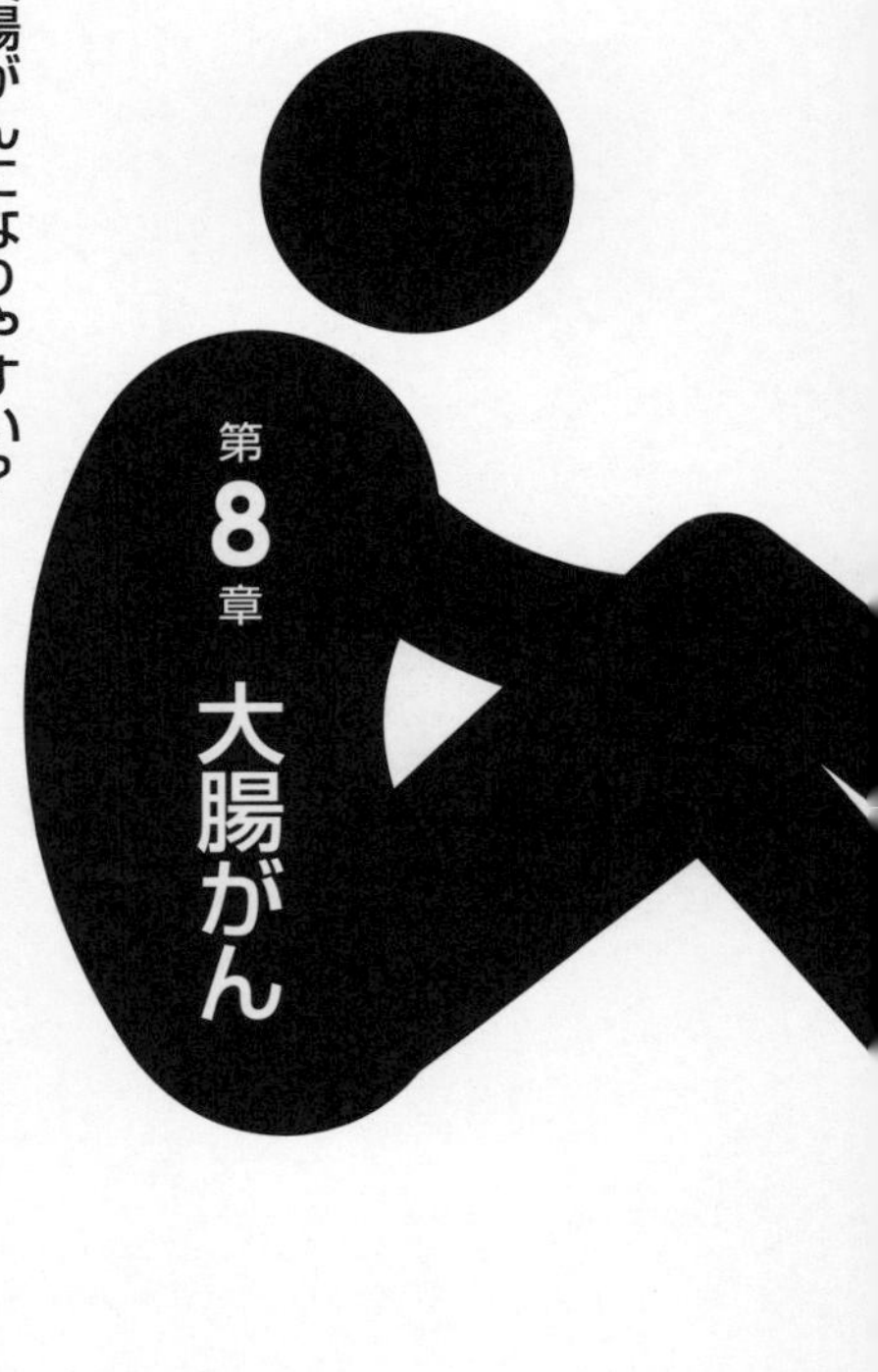

第8章 大腸がん

日本人は大腸がんになりやすい？

大腸がんは昔から欧米で多いがんです。それが日本でも増えており、１９５０年から２０００年までの50年間に、男性の死亡率は、驚くなかれ10・9倍、女性も8・4倍上がりました。

図８－１は、２０１０年に発表された国際統計にもとづくグラフです。日本とシンガポールの発症率がうなぎ上りに上がっていますね。大腸がんには、大腸の大部分を占める結腸《けっちょう》から発生する結腸がんと、肛門に近いところから発生する直腸がんがあり、このグラフは結腸がんに関するものです。

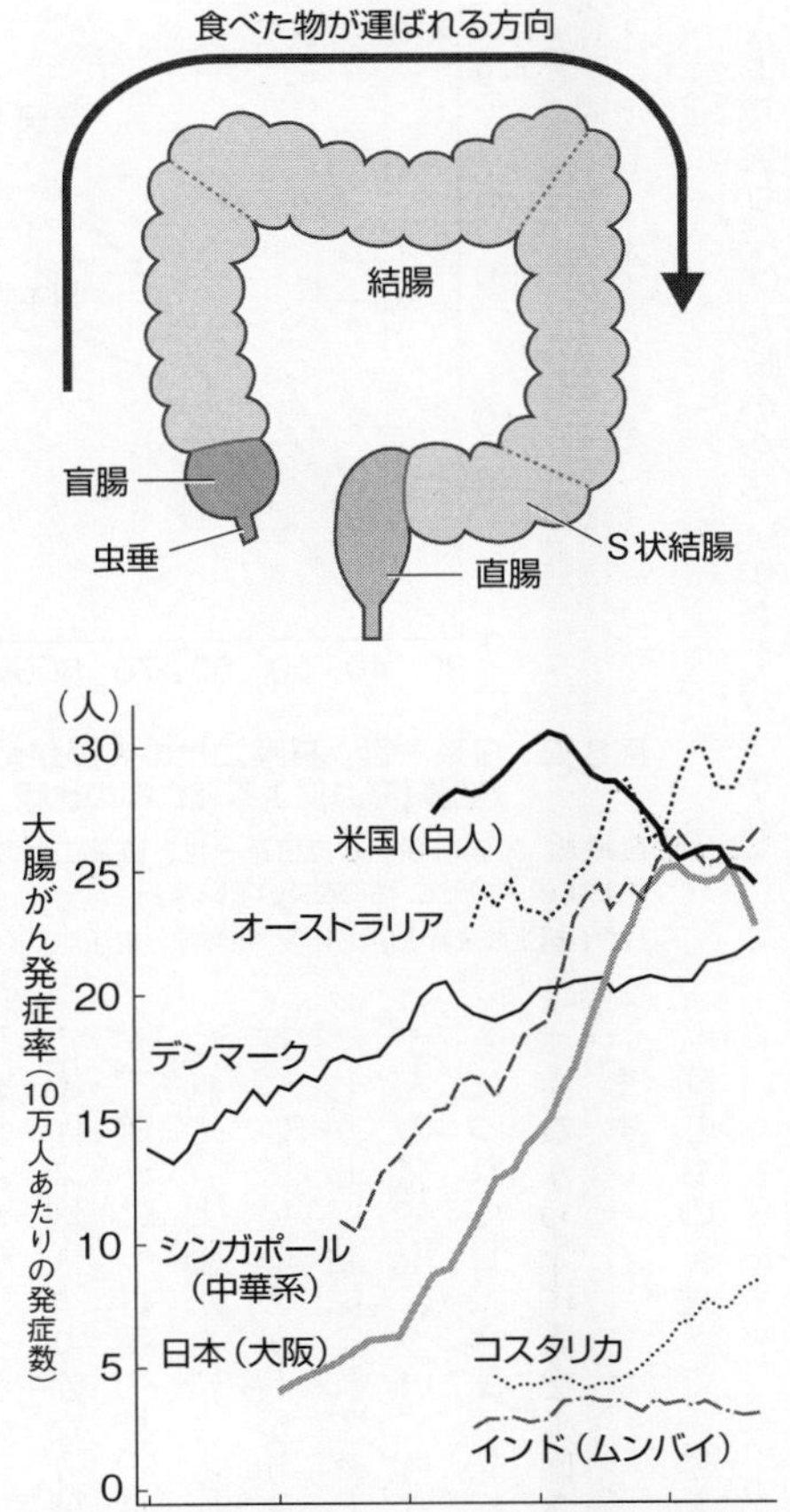

図8-1　大腸がん発症率の国際比較

（上）大腸は結腸と直腸からなる。盲腸は結腸の一部である。

（下）結腸がんの発症率を示したデータ。年齢調整してある。シンガポールと、とくに日本で発症率がうなぎ上りに上がっている。

（国際がん研究機関「JACR Monograph No. 16」より改変）


日本で大腸がんが増えた原因として、必ずあがるのが食の欧米化です。では、米国に移住した日系移民はどうでしょうか？　それを示したのが図８－２で、米国人、日本で暮らす日本人、日系一世、日系二世に分けて、年齢を追って大腸がんによる死亡率を比較しました。１９８５年に

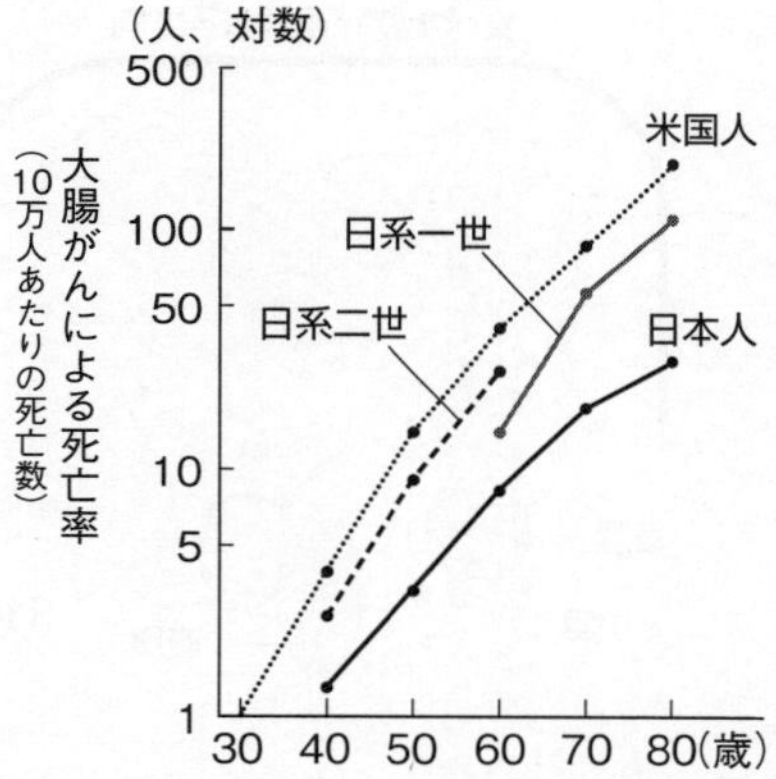

図8-2　日系一世、日系二世の大腸がん（結腸がん）による死亡率の比較

日本人、米国に移住した日系一世、日系二世の順で米国人の死亡率に近づいている。
（『総合衛生公衆衛生学　上巻』1985年、南江堂より）

掲載されたデータなので、まだ日本人の死亡率が米国人よりかなり低くなっていますが、確かに、日系一世、日系二世となるにつれて、大腸がんによる死亡率が米国人に近づいているのがわかります。

　しかし、話はこれで終わりません。大腸がんの発症率について言うと、世代を重ねるにつれて日系移民の発症率が上がり、わずかながら米国人を上回ることが知られています。

　同じものを食べていても、日本人は欧米人より少しだけ大腸がんになりやすいのです。

　これについて、「仕方ないよ。日本人は腸が長くて便秘になりやすいから、がんもできるみたいよ」という、なかなか説得力のある説明を聞いたことはありませんか？　羊や牛、馬などの草食動物は、草を消化するために、肉食動物とくらべて長い腸を持っている。炭水化物をしっかり食べてきた日本人は草食動物みたいなものだから、肉食中心の欧米人とくらべて腸が長いはずだ、という理屈です。

草食動物の消化管が長いのは事実です。たとえば、胃と小腸、大腸を合わせた長さが、ライオンは体全体の長さの4倍、トラは5倍なのに対し、牛は22～29倍、羊は27倍もあります。[*8-1] この長い腸の中には、植物に含まれる食物繊維を分解する特殊な細菌が無数に住んでおり、そのおかげで、草食動物は植物から必要な栄養を手に入れることができるのです。

ただし、日本人がいくら植物性の食品を多く食べてきたといっても、この細菌は人間の腸にはいないので、食物繊維を分解することはできません。その日本人の大腸の長さは、盲腸を含めた結腸が約120㎝、直腸が約20㎝です。日本人と欧米人の腸の長さをくらべた研究はいくつかありますが、調査方法の問題もあってはっきり結論が出ないままでした。それが最新式のCT検査技術を用いて、50歳以上の日本人と米国人、それぞれ650人の大腸の長さを調べたデータが2013年に公表され、日本人も米国人も大腸の長さはほぼ同じであることが明らかになりました。[*8-2]

そして便秘と大腸がんの関係についても、厚生労働省が、「便通が2～3日に1回と便秘がちでも、大腸がんになる危険度はとくに高まらない」と発表したことは第2章で説明したとおりです。「日本人草食動物説」は面白い理論ですが、いわゆる都市伝説のようです。

ではここで、先ほどの図8－1の上の図を見ながら、大腸のなかでもがんが発生しやすい場所を確認しておきましょう。大腸は体の奥から順に結腸と直腸に分かれ、結腸の始まりの部分を盲腸、結腸の終わりで直腸につながる部分をS状結腸と呼んでいます。盲腸は虫垂のつけ根の部分です。件数で見ると、多いのはS状結腸と直腸のがんですが、粘膜1㎠あたりのがんの発生率でくらべると、一番できやすいのは盲腸と直腸です。大腸全体の入り口と出口にあたる部分で、盲腸は胃と小腸を通過した食物が流れ込む場所、直腸と、近年がんが増えているS状結腸は便が最後にとどまる場所です。

これらの部位に大腸がんが発生しやすいのは、食べ物に含まれる物質か、それに関連する何かが、がんの発生に関係していることを示しています。多少の便秘で発症率が上がることはないけれども、逆に言うと便秘でなくても発症する可能性があるということです。

日本人の腸内環境

さて、「便秘がちだと大腸がんになるのではないか」と心配する人がいるのは、腸内環境の悪化が細胞のがん化を招くイメージがあるからでしょう。日本人の腸内環境はどうなっているのでしょうか? 大腸がんが増えていると聞くと、腸がだいぶ汚れているんじゃないかと不安がよぎります。

最近おこなわれた研究から、この点が明らかになりました。日本、欧米、中国など12ヵ国から合わせて７５０人に参加してもらい、腸内細菌と、腸内細菌が持つ遺伝子を国ごとに比較したのです。すると、国によって腸内細菌の種類が大きく異なることがわかりました。日本人の腸内細菌は、外国人とくらべて、ビフィズス菌をはじめとする善玉菌が多く、悪玉菌がわずかでした。ご飯などの炭水化物から無駄なく栄養を引き出すのに役立つ細菌など、体に有益な機能を持つ細菌が多く生息し、不要なガスを作る細菌は少なく、さらには、日本人の腸の細胞の遺伝子はキズがつきにくいことを示すデータも得られました。[*8-3]

研究者らは、日本人の腸内環境は良好で、このことが平均寿命の長さや肥満率の低さと関連する可能性があると述べています。近ごろは腸の善玉菌を増やす効果をうたう健康食品が花盛りですが、日本人はちょっと心配し過ぎなのかもしれません。

この腸内環境に関連して、２０１５年に面白い実験がおこなわれました。アフリカ系米国人は米国白人より大腸がんの発症率が高く、同じアフリカ系でくらべても南アフリカ人より10倍以上大腸がんになりやすいことがわかっています。

この実験は、アフリカ系米国人には南アフリカ農村部の食事を、南アフリカ人には米国式の食事を2週間にわたって取ってもらうというもので、実験の前後に参加者の便を採取し、大腸内視鏡を使って腸の粘膜を調べました。すると、わずか2週間でアフリカ系米国人の腸内環境が変化して、がん細胞を殺すための免疫機能に関係する物質が増加していたのです。大腸がんをおさえる機能が高まった可能性があるということです。

これに対して南アフリカ人は、大腸の粘膜に炎症が起きていることを示す数値が大きく上がっていました。南アフリカはトウモロコシが主食で、米国式の食事とくらべて食物繊維がおよそ5倍多く、動物性の脂肪と蛋白質が少なくなっています。このことから研究者らは、米国で大腸がんが多いのは、食物繊維が極端に少なく、脂肪と蛋白質が多い米国式の食事に問題があるのではないかと推測しています[*8-4]。

米国にわたったことで大腸がんになりやすくなったのは、アフリカ人だけではありません。日系人も同じで、しかもアフリカ系米国人と日系人のどちらも、米国に移住して世代を重ねると大腸がんの発症率が米国白人を上回ります。共通点はまだあり、南アフリカの食事と同じく和食も食物繊維が豊富で、脂肪をあまり使いません。やはり、ここに大腸がん予防の鍵があるのでしょうか。

そして、この実験が重要なのは、食事内容をわずか2週間変えるだけで腸内環境に明らかな変化が起きたことです。腸内環境がきれいとされる日本人も他山の石とすべきでしょう。腸内環境を悪化させるような食生活があるとしたら、ときには良いとしても、何日も続けないようにしたいものです。

肉の摂取量だけでは決まらない

　では、食物繊維が少なく、脂肪と蛋白質が多い食事は本当に大腸がんを招くのでしょうか？食物繊維の摂取不足は、以前から大腸がんの発生を促すと考えられており、日本でも約10万人を対象に大規模な調査がおこなわれました。この調査では、食物繊維の摂取量をもとに参加者を5つのグループに分けたうえで、その後の10年間に大腸がんを発症した人の割合を比較しました。ところが食物繊維を多く取っても、大腸がんの発症率が下がる傾向は認められなかったのです。ただし、食物繊維の摂取量が最も少ない女性のグループを、さらに3段階に分けて分析し直したところ、摂取量が本当に少ないグループは、女性全体のなかで最も摂取量が多いグループとくらべて大腸がんに2倍以上なりやすいことがわかりました。

　この結果が示しているのは、食物繊維の摂取量が非常に少ない人をのぞくと、大部分の日本人は大腸がんを予防できるだけの食物繊維を摂取できていて、それ以上取っても効果は変わらないということです。

　もう一つ、大腸がん発症との関連が疑われているのが、脂肪と蛋白質を多く含む食品、具体的には肉の摂取です。第7章で見たように肉の蛋白質は発がん性物質の材料になると考えられていますが、脂肪も負けてはいません。

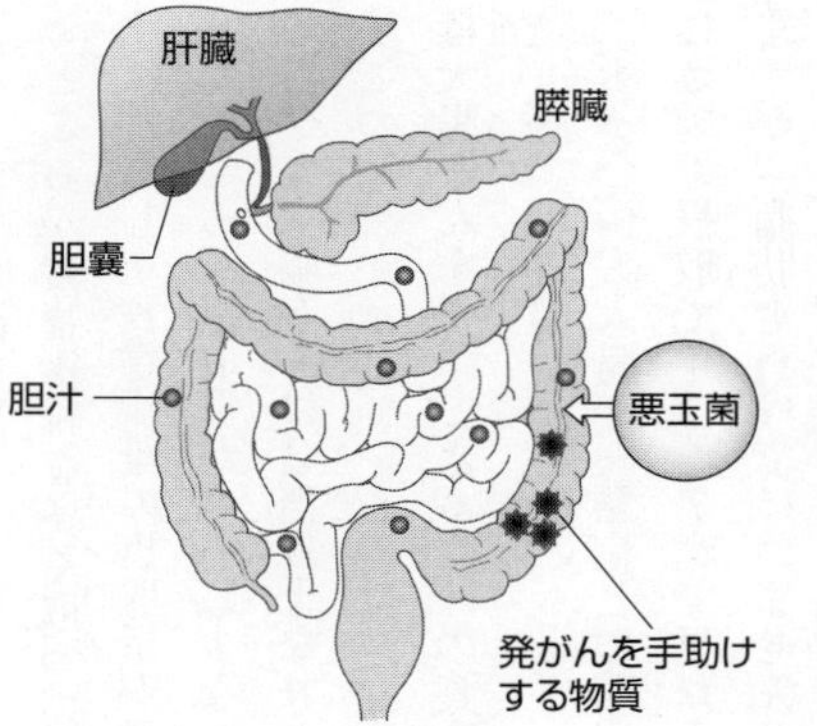

図8−3
脂肪の大量摂取が大腸がんを招く仕組み
脂肪を過剰に摂取すると肝臓から胆汁が大量に分泌され、一部が大腸に流れ込む。これを大腸の悪玉菌が分解し、発がんを手助けする物質ができる。

図8－3に示したように、脂肪を摂取すると、肝臓から胆汁という消化液が分泌されて脂肪を分解しやすくします。

役目を終えた胆汁は大部分が小腸から吸収されますが、脂肪をたくさん摂取すると胆汁も大量に分泌され、こうなると小腸で吸収しきれずに、一部が大腸まで流れ込みます。米国人は、平均的な日本人の3倍も胆汁を分泌するという報告があるほどです。

これだけなら良いのですが、このとき大腸に悪玉菌がいると、入ってきた胆汁が分解されて、発がんと関連する物質ができるのです。発がん性物質まではいきませんが、発がんを手助けする物質です[*8-5]。つまり、脂肪を多く摂取して胆汁の分泌が増えれば増えるほど、大腸がんが発生しやすくなるということです。

肉の脂やラード、牛乳、乳製品に含まれる動物性脂肪は体に悪いけれど、オリーブ油、ごま油などの植物性脂肪は心配ないという人がいますが、これは間違いです。どんな脂肪も体内で分解

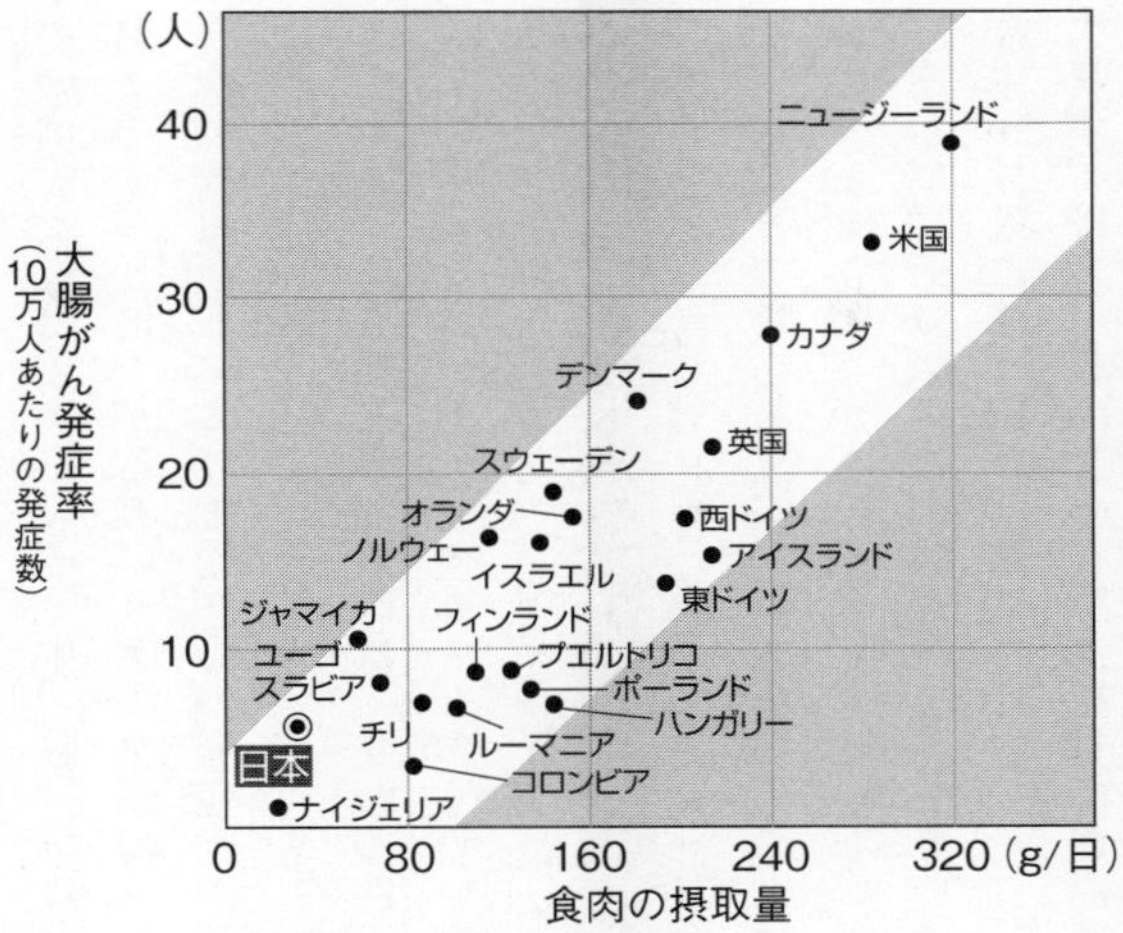

図8-4　食肉摂取量と大腸がん発症率の関係

1人1日あたりの食肉摂取量が多い国ほど大腸がんの発症率が高い傾向がある。

(米国国立がん研究所2006年資料"Understanding Cancer Series: Cancer and the Environment"より改変)

される経路は同じなので、胆汁の増加による発がんには動物性脂肪も植物性脂肪もありません。取り過ぎれば同じように大腸がんの発症率が上がります。

図8-4は各国の食肉摂取量と大腸がんの発症率をグラフにしたものです。発症率が高い順に、ニュージーランド、米国、カナダ、デンマーク、英国となっていて、たしかに1人あたりの食肉摂取量が多い国ほど、大腸がんの発症率が高い傾向が見られます。

1970年代の調査にもとづくデータと思われますが、日本はまだ肉の摂取量が少なく、大腸がんになる人も少なかったのがわかります。

その後、日本人8万人を対象に2006年まで実施された調査からは、男性は鶏肉を含むすべての肉、女性は鶏肉をのぞく牛、豚、羊などの肉を多く食べると、どちらも結腸がんの発症率がおよそ1・5倍上がるというデータが得られました。

肉の大量摂取により大腸がんの発症率が高まることを示す研究結果が集まってきたことから、国際がん研究機関は、2015年に、牛、豚、羊などの肉は「おそらく発がん性がある」、ハム、ソーセージなどの加工肉は「発がん性がある」と発表しました。

この発表を受けて、じゃあ、どのくらいなら食べても問題ないのか、鶏肉は大丈夫か、と、ちょっとした騒ぎになったのをおぼえている人もいるでしょう。肉は日常的に口にするものなので、心配になるのも当然です。

答えを先に言ってしまうと、食べる量が増えると大腸がんの発症率が上がるのは確かなものの、ここまでなら大丈夫、と線を引くことはできていません。また、鶏肉については研究が不十分で、安全かどうかもはっきりしていないのが実情です。

そして、それ以上に問題を難しくしているのが、肉の摂取量が同じくらいでも、大腸がんの発症率が極端に違う例があることです。

まず、図8－5の上のグラフを見てください。これは、2007年の、女性1人あたりの年間の食肉摂取量を国ごとにくらべたものです。ここで女性に限定したのは、女性は喫煙や飲酒など

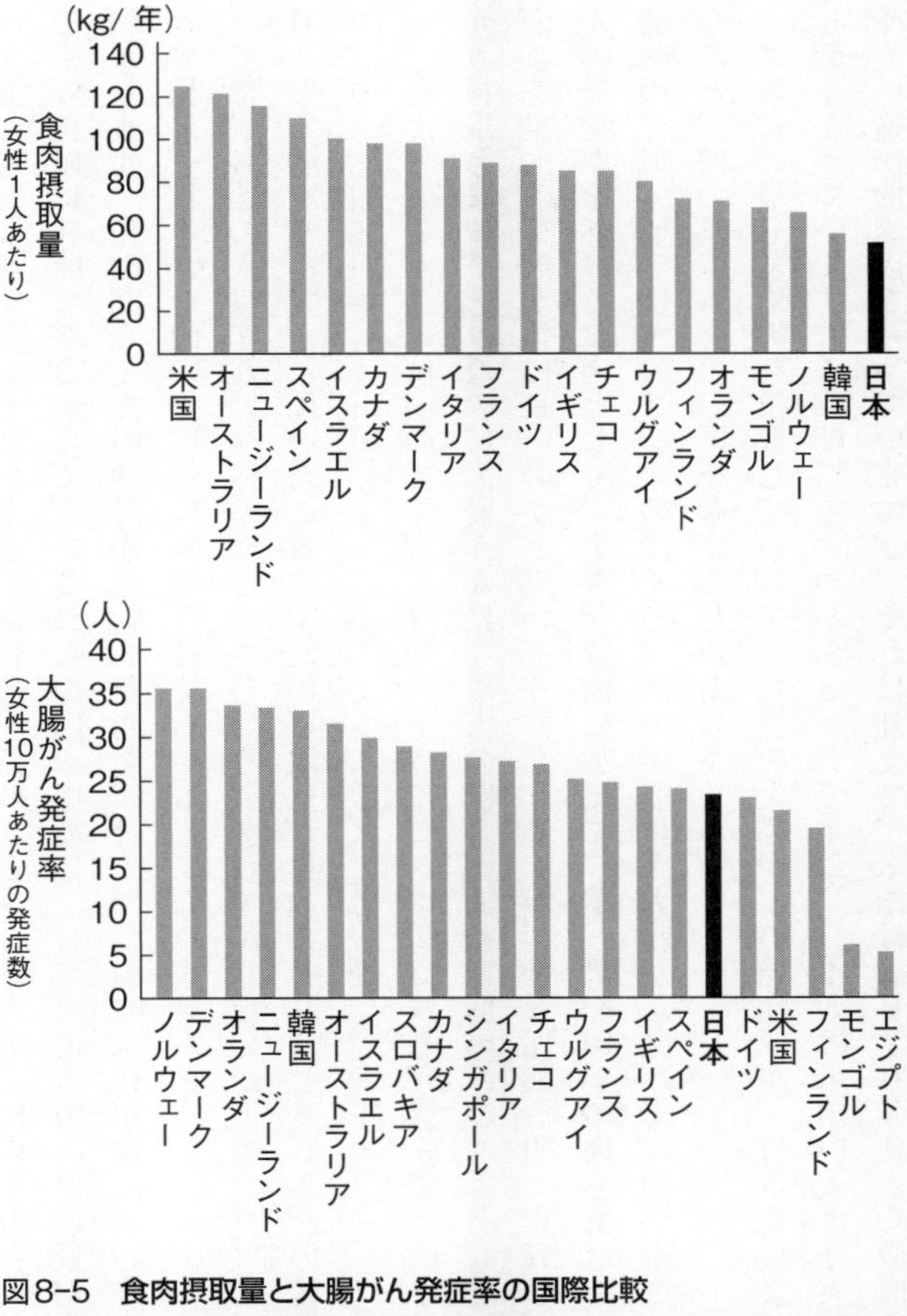

図8–5　食肉摂取量と大腸がん発症率の国際比較

(上) 女性1人あたりの年間の食肉摂取量。日本を筆頭にアジアの国は肉の摂取が少なく、欧米とはくらべものにならない。

(下) 韓国は日本と同じく肉の摂取量が少ないのに大腸がんの発症率が世界トップクラス。日本はそれより低く、モンゴルはぐっと下がる。上の図で最も多く肉を摂取している米国女性の大腸がん発症率が日本よりわずかに低い。

(国際がん研究機関：「GLOBOCAN2012」、国連食糧農業機関資料より改変)

の、発がんと関連するおそれのある生活習慣を持つ人が少ないため、肉の摂取と大腸がんの関係をより正確に判断できるからです。これらの国の中では、日本は最も肉の摂取量が少ないことがわかります。先の図8－4の統計から約40年たち、日本で食の欧米化が進んでいますが、こうやって見ると日本人の肉の摂取量は欧米とはくらべものになりません。

では、各国の大腸がんの発症率はどうでしょう。それを示したのが下のグラフで、こちらは2012年のデータです。驚いたことに、肉の摂取量が日本とそれほど変わらない韓国は世界トップクラス、日本はそれより低いのですが、グラフのほぼ右端にあるモンゴルに注目してください。なんと、こんなに低いのです。ご存知のようにモンゴルは牧畜が盛んで、肉と乳製品をしっかり摂取します。それなのに大腸がんになる人の割合が非常に低い。ひょっとして、モンゴル人がよく食べる羊肉が体に良いのかと思いそうになりますが、世界保健機関（WHO）は、大腸がんの発症率をあげる食肉として、牛肉、豚肉に加えて、羊、馬、山羊の肉をあげています。遺伝的素因が似ているはずのアジアの国々で、肉の摂取量と大腸がん発症率の関係がここまで違うとなると、肉の摂取以外の影響を考えるしかありません。

さらに、最も多く肉を摂取している米国女性の大腸がんの発症率が、日本女性より、ほんの少し低くなっています。これは、ちょっとショックですね。日本人は米国白人より大腸がんになりやすい遺伝的素因を持っていますが、それに加えて、米国は1970年代から政府主導で大腸がん対策を続けています。健康的な生活をすすめるキャンペーンにより、牛肉に代わって豚肉、鶏肉、魚の消費が伸び、運動する習慣を持つ人が増え、大腸がんになる人の割合が次第に下がり始めました。生活習慣全体の変化が効果を上げているようです。

肉は発がん性物質の材料になるものの、胃がんでは、野菜と果物に含まれるビタミンCが発がん性物質の合成を強力におさえて、がんの発症を防いでいました。では、野菜と果物には、大腸がんの発生を防ぐ効果もあるのでしょうか？　残念ながら、これまたはっきりしないのです。世界がん研究基金（ＷＣＲＦ）と米国がん研究機構は、野菜摂取は大腸がん予防に「確実に」効果があると発表していましたが、２００７年に表現をやわらげて、効果がある「可能性がある」と修正しました。そのため、日本で大規模な調査をおこなったところ、野菜をどれだけ食べても、大腸がんの発症率はまったく変わらなかったのです。

これは、日本人は野菜を食べても意味がないということではありません。研究者らは、日本人はもともと欧米人とくらべて野菜の摂取量が多いので、あまり食べていない人と、より多く食べている人を比較しても、発症率に差が見られなかったのではないかと述べています。

それなら魚はどうでしょう。魚には、悪玉ＬＤＬが増えても動脈硬化になりにくくするほどの威力があります。動脈硬化と同じく、欧米で多い大腸がんも防いでくれそうな気がしませんか？

はい、そのとおりです。動物実験や、実験室でおこなわれた研究から、魚に含まれるＥＰＡと

DHAが大腸がんを予防するという報告が寄せられています。また、米国で2万人以上の男性を対象に実施された調査からは、週に5回以上魚を食べる人は、週にせいぜい1回しか食べない人とくらべて、大腸がんの発症率が40％も低いという結果が得られました。日本では約9万人を対象にもっとくわしい調査がおこなわれ、魚からEPA、DHAを多く摂取しているグループは、結腸の入り口付近にできる大腸がんの発症率が、やはり40％下がることが明らかになりました。半分近くになるということです。

先に見たように、大腸はいくつかの部位に分かれています。大腸がん全体に対する魚の効果については、さらに研究が必要ですが、少なくとも結腸がんの一部には有効です。

日本人の「弱点」は？

魚は少し増やすほうが良いにしても、食物繊維は足りている。肉は食べてはいるが欧米ほどじゃない。野菜も十分摂取できている。こんな日本で、なぜ大腸がんが減らないのでしょうか？

大腸がんの原因が単純でないのは、一つには大腸そのものが複雑だからです。先に書いたように、部位によってがんの発生率が違い、がんの発生原因が異なる可能性もあります。たとえば結腸がんと直腸がん。日本では、以前は直腸がんが多かったのが、次第に結腸がんが増えて、今では結腸がんのほうが発症率が2〜3倍高くなっています。発生原因にも違いがあって、直腸がん

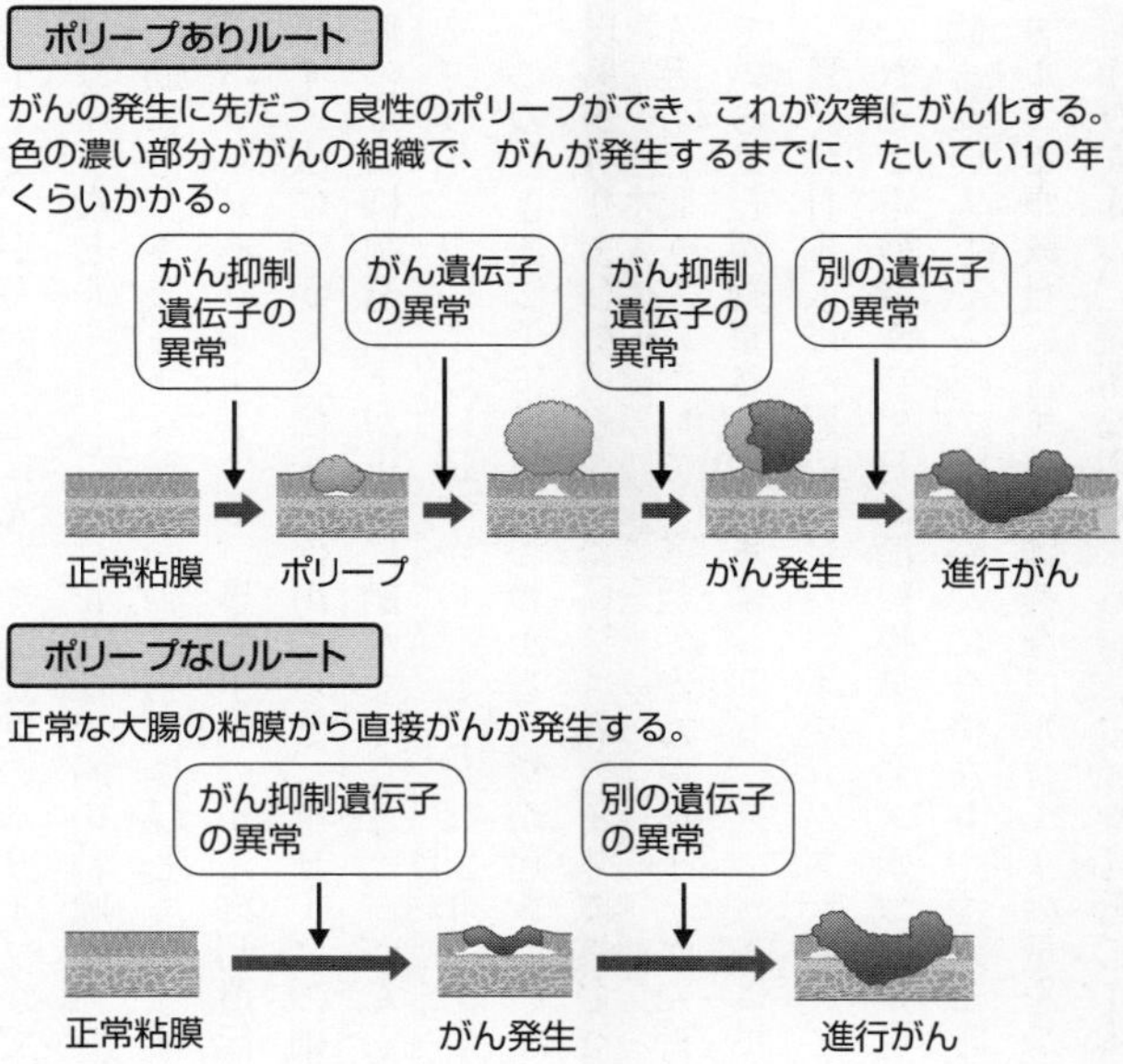

図8-6　大腸がん発生の２つのルート
（がん臨床研究：Japan Polyp Study ウェブサイト掲載資料より改変）

は塩分の取り過ぎが関係することが知られています。このことから直腸がんは、結腸がんの性質と胃がんの性質の両方を持っていると指摘する専門家もいます。

さらに、大腸がんは発生する道筋も一つではありません。[*8-6] 図8-6をご覧ください。道筋は大きく分けて二つあり、ここでは簡単に、「ポリープありルート」と「ポリープなしルート」と呼ぶことにしましょう。

図の左から右に向かって、がんが進行します。上の図が、全体の8割を占めるポリープありルートで、がんの発生に先だって良性のポリープができ、これが次第にがん化します。下の図はポリープなしルート。これは正常な大腸の粘膜から直接がんが発生するものです。このどちらの道筋にも、さまざまな遺伝子の異常が関係しています。

ポリープありルートでは、まず1個のがん抑制遺伝子に変異が起きて、良性のポリープができます。次に、がん遺伝子が作用すると、ポリープの細胞が異常な増殖を開始し、さらに、もう1個のがん抑制遺伝子が正常に働かなくなると、がんが発生すると考えられています。ここまで早くて5年、たいていは10年から、ときには20年くらいかかります。

このとき遺伝子に目で見てわかる異常が起きていなくても、その遺伝子のオン、オフが変わる現象がありました。そう、エピジェネティクスですね。下のポリープなしルートを含めて、ほとんどの大腸がんにおいて、多数のがん遺伝子とがん抑制遺伝子にエピジェネティクス変化が起きていることが観察されています。

とくに日本人に「悪いエピジェネティクス」を起こすと考えられているのが飲酒です。大規模なコホート研究から、日本酒に換算してアルコールを1日2合以上飲む日本人男性は、まったく飲まない人とくらべて大腸がんに2倍なりやすいことがわかりました。第2章で書いたように、アルコール飲料に含まれる純粋なアルコールの量をもとに換算すると、日本酒1合は、ビールなら中びん1本、焼酎なら0・6合、ワイン4分の1本、缶チューハイ1・5缶に相当します。

そして、２００５年までにおこなわれた5件の調査を総合的に分析したところ、男性も女性も、1日に飲む量が増えるにつれて大腸がんの発症率が上がり、男性は最大で3倍高くなることも明らかになりました。この傾向は、結腸がんでも直腸がんでも認められます。

さらに、この研究結果を欧米でおこなわれた調査と比較すると、飲酒による影響は、欧米人より日本人のほうが深刻なことが確認されました。日本人を含む東アジア人の約半数が、肝臓でのアルコールの分解にかかわる遺伝子に生まれつき変異があるからです。こういう人は、変異がない人とくらべて、アルコールを16分の１しか分解できないことがあります。欧米白人とアフリカ系には、この変異を持つ人はいません。

図８－７の世界地図に、遺伝子変異を持つ人の割合を描きました。米国には、さまざまな人種が住んでいるため、アメリカ先住民についてだけ調査しています。同じ黄色人種でも東南アジア人やアメリカ先住民はアルコールに弱い人が少なく、この遺伝子変異を持つ人の大部分が東アジアに集中していることがわかります。アルコールに弱い人も、若いころから続けて飲んでいると次第に飲めるようになりますが、飲む量が同じなら、欧米人より高い確率で、食道、のど（咽頭、喉頭）、膵臓、大腸、肝臓、乳房などのがんが発生します。

日本人のアルコール依存症患者の大腸を調べると、半数以上でポリープが見つかります。また依存症患者と健康な人では、便に含まれる細菌の種類や数が明らかに異なり、アルコール依存症

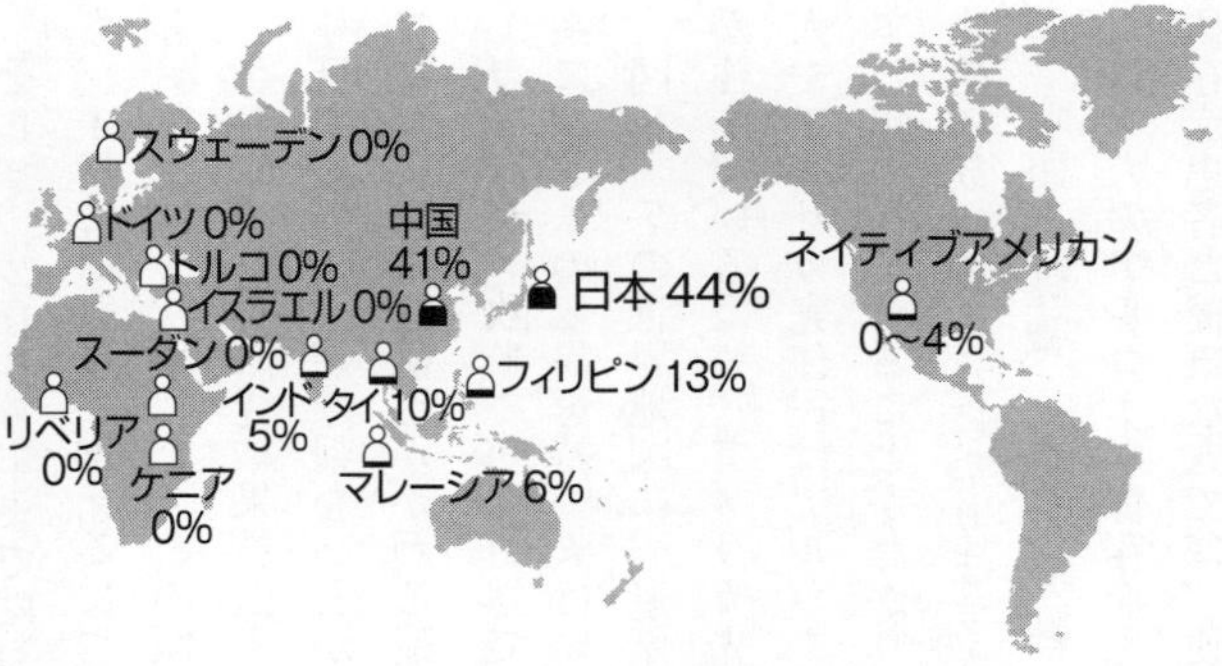

図8-7　アルコールの強さを決める遺伝子の人種差

アルコールに弱い遺伝子変異を持つ人の割合を示している。人の形が黒いほど割合が高い。変異を持つ人は東アジアに集中し、白人とアフリカ系にはいない。同じ黄色人種でも、東南アジア人やアメリカ先住民には少ない。

（Harada S, *Journal of the Anthropological Society of Nippon*（1991）をもとに作成）

でタバコも吸う人は、この傾向がさらに強まることがわかりました。[*8-7] 大量の飲酒と、喫煙により、腸内環境が変化するようです。

研究者らは、この原因は飲酒や喫煙によって体内に発生する活性酸素ではないかと考えています。活性酸素は動脈硬化のところで出てきました。強い酸化力でＤＮＡの材料になる物質を破壊してしまうので、ＤＮＡを合成したり、キズついたＤＮＡを修復したりできなくなって、がん化につながるのではないかと推測されています。

飲酒に喫煙が重なると大腸がんの発症率が上がるのは、アルコール依存症患者だけではありません。日本人男性が日本酒に換算して1日2合以上アルコールを飲み、タバコを吸うと、飲酒も喫煙もしない人とくらべて大腸がんの発症率が3倍になります。男性は、年齢で調整した大腸がんの発症率と死亡率が、ともに女性の2倍高いことが知られており、直腸がんに限ると男女差はさらに広がります。飲酒、喫煙する人の割合が高いからでしょう。

そのため専門家らは、日本人男性がはじめから飲酒も喫煙もしなければ、大腸がんの半数近くが予防できると試算しています。タバコの煙にはさまざまな発がん性物質が入っていて、煙に直接ふれることのない大腸の粘膜からも発がん性物質が検出されます。喫煙により、肺だけでなく、あらゆるがんの発症率が上がるのもうなずけます。

ところが、欧米を含む海外では、喫煙が大腸がんの発症率を高めるという報告があまりありません。喫煙が大腸がんの発生と関係するのかさえ、不明なままです。もしかしたら、ここにも人種差があって、日本人の大腸は、アルコールだけでなく、タバコにも弱いのかもしれません。

飲酒、喫煙に加えて、大腸がんを招くのが机に向かう仕事、デスクワークです。なかでも結腸がんの発症率が上がります。オーストラリアの研究者らは、デスクワークを10年間続けた人は、デスクワークについたことがない人とくらべて、大腸がんの発症率が2倍高いと述べています。

また、日本でおこなわれた研究で、立ち仕事の人とデスクワーク中心の人を比較すると、立ち仕事の人は、大腸がんの発症率が70％以上低かったと報告しているものがあります。そして、日本人約６万５０００人を対象とした大規模な調査によると、立つ、歩く、走る、重いものを持つ、激しいスポーツなど、すべてをひっくるめた身体活動が多い男性は、結腸がんの発症率が40

%以上低くなりました。[*8-8] 女性については、はっきりしたデータが得られていません。

大腸がんは、北海道、東北、山陰という、冬に雪が積もる地方で多い傾向があり、国立がん研究センターによる2016年の全国推計値で死亡率が最も高かったのは青森県でした。これも、体をあまり動かさない生活と大腸がん発生の関連を裏づける証拠の一つと言えます。机に向かう時間が長いと結腸がんが増える原因については、肥満になりやすいこと、腸の動きが悪くなって、発がん性物質の影響を受けやすくなること、胆汁分泌の乱れ、免疫機能の低下などが考えられています。

日本で大腸がんの発症率が上がり始めた1960年代は、会社でデスクワークにつく人が増え、乗用車が普及した時期と一致します。これらは糖尿病増加の原因でもありました。先のデータでモンゴルの発症率が低かったのは、運動量の違いによるのでしょうか。大腸がんは欧米病と言うより、現代病なのかもしれません。

第8章のポイント

- 大腸がんは欧米で多いがんだが、日本でも50年間で10倍近く増えている。日系移民の調査から、生活習慣が同じなら日本人は欧米人より大腸がんになりやすいことがわかっている。

●日本人の腸内環境は良好で、外国人とくらべて体に有益な機能を持つ細菌が多く生息している。しかし腸内環境は数週間で変化する可能性があり、油断はできない。

●食物繊維の摂取不足は大腸がんの原因の一つとされているが、大部分の日本人は大腸がんを予防できるだけの食物繊維を摂取できている。

●肉に代表される、脂肪と蛋白質の多い食品を過剰に摂取すると、大腸がんの発症率が上がる傾向がある。しかし肉の摂取量だけでは説明できない。これに対して、魚に含まれるＥＰＡ、ＤＨＡの摂取により、結腸の入り口付近にできる大腸がんの発症率が半分近くになる。

●日本人は、欧米人とくらべて飲酒と喫煙による大腸がんが多いと考えられる。日本人男性が飲酒も喫煙もしなければ、大腸がんの半数近くが予防できるという試算もある。

●デスクワーク中心で体をあまり動かさない男性は大腸がんになりやすい。

第9章 乳がん

日本人の乳がんはどう違う？

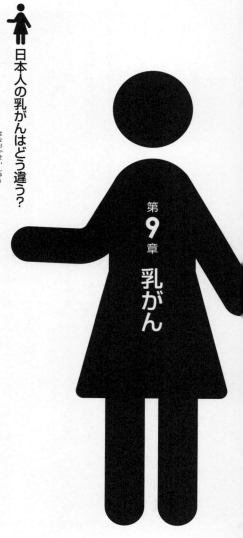

有吉佐和子の小説『華岡青洲《はなおかせいしゅう》の妻』は、今から約２００年前に、世界で初めて全身麻酔をほどこして手術をおこなった医師、華岡青洲と、命をかけて華岡の研究を支える家族の物語です。映画やテレビドラマになり、何度も舞台化されて有名になりました。

華岡が成功させたのは乳がんの手術で、その著書には「乳巌」と記載されています。時代がくだると「乳岩」という記述も登場します[*9-1]が、いずれも「がん」と読み、石のように固く、ゴツゴツしていることをあらわす漢字です。当時も、しこりができるのを乳がんの特徴と考えていたことがわかります。

そして、がんを意味する英語の「ｃａｎｃｅｒ」も乳がんに由来する言葉です。もとは星座のかに座をあらわす単語で、乳がんが増殖すると周囲に血管が広がり、その様子が、カニが足をの

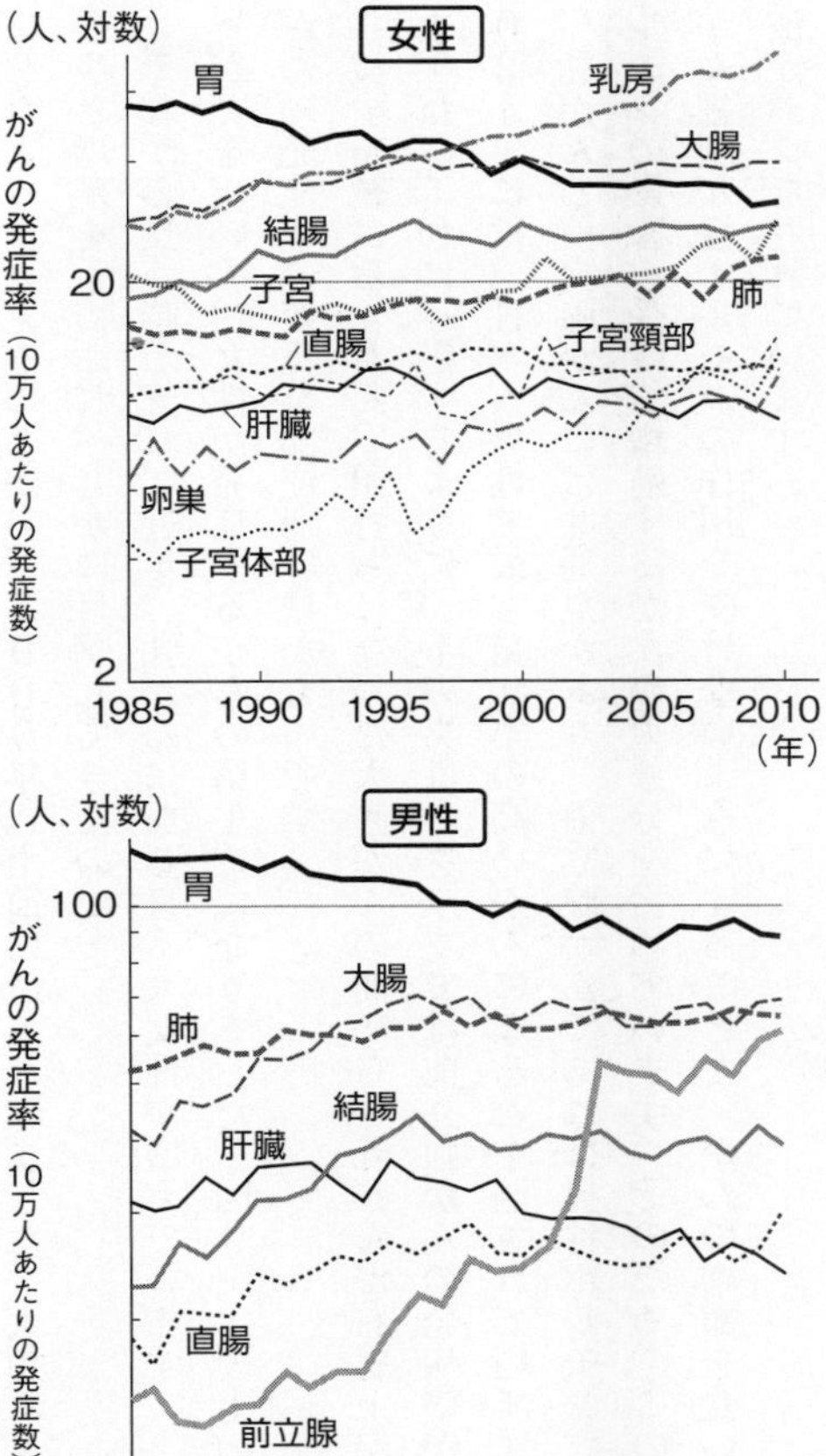

図9-1　がんの部位別発症率

女性（上）では乳がんが急増し、男性（下）は前立腺がんが大きく伸びている。どちらも年齢調整済みのデータ。

(国立がん研究センター　がん対策情報センターの資料による)

ばしたように見えることから、２０００年以上前に命名されました。人類は大昔から、乳がんの発生と増殖を手でふれ、じかに目撃してきたのです。

それから長い時が流れ、近年、乳がんになる日本人女性が増えています。１９９０年代後半に胃がんを抜いて、女性が発症するがんの第1位になりました。図９－１の上のグラフは、女性のがんの発症率の変化を部位別に見たものです。

減少を続ける胃がん、頭打ちになった大腸がんの間から、乳がんが右肩上がりに飛び出していますね。これに呼応するように、下の男性のグラフでは前立腺がんの発症率が上がっており、２０２４年には、日本人男性で最も発症率の高いがんになると予測されています。

乳がんと前立腺がんには共通点があり、前立腺がんであれば男性ホルモン、乳がんなら女性ホルモンの影響を受けて増殖するがんが大部分を占めています。そのため、この性質を利用して、がん細胞が性ホルモンの作用を受けないようにすることで、がんの増殖を食い止めるホルモン治療がおこなわれています。

しかし、この前立腺がんと乳がんには大きな違いもあります。図９－２を見てください。これは２０１２年の統計をもとに、前立腺がんと乳がんの年代ごとの発症率をグラフにしたものです。前立腺がんは60歳を過ぎると急激に増えて、70代後半がピークになっています。第6章で見たように、がんは高齢になるほど発症率が上がるのが普通で、前立腺がんも例外ではありませ

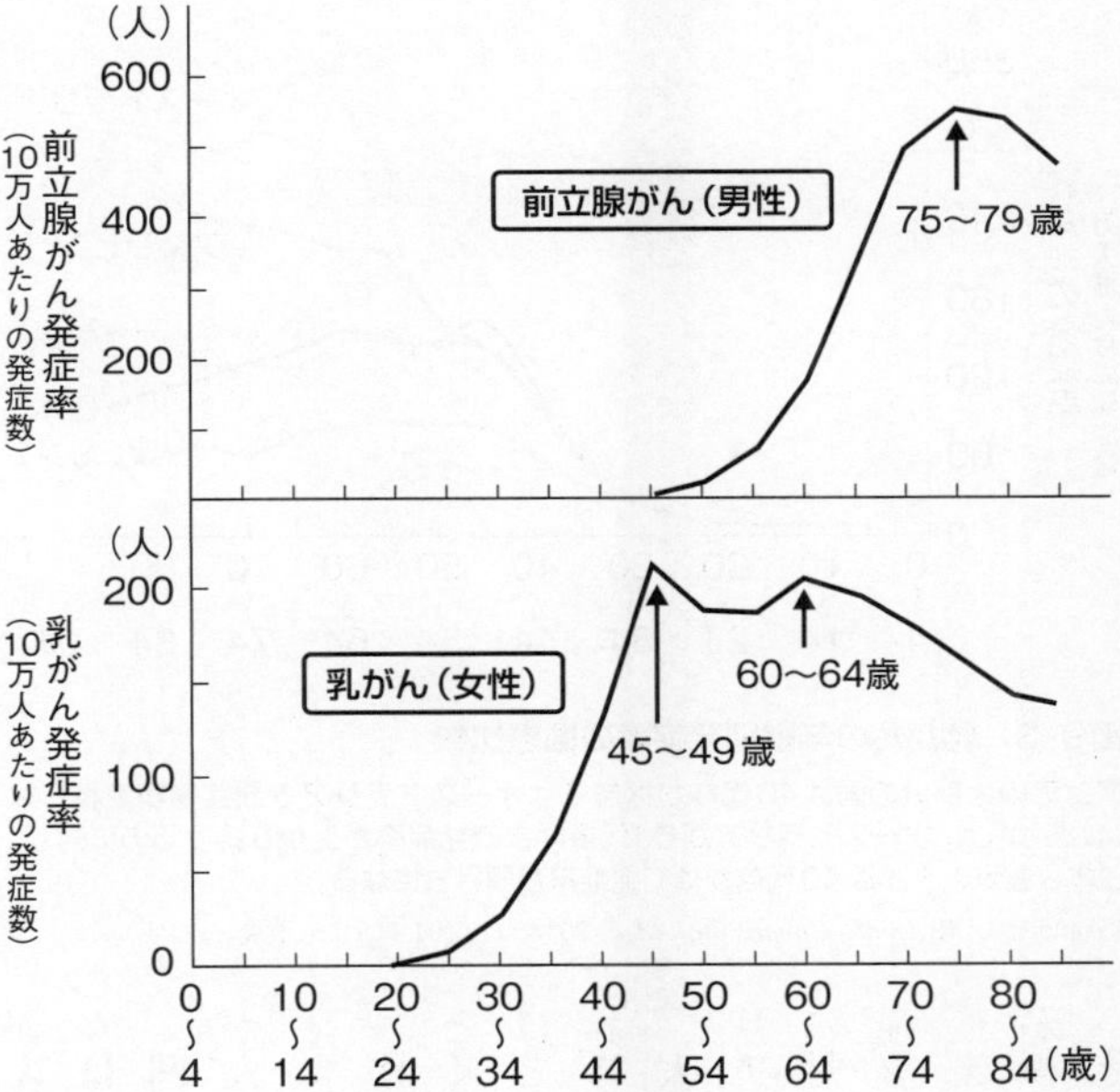

図9-2　前立腺がんと乳がんの年齢別発症率

（上）男性の前立腺がんの発症率は60歳を過ぎると急激に上がり、70代後半がピークとなる。
（下）女性の乳がんの発症率は30代から上昇し、40代なかばと60代なかばに2つのピークができている。
（国立がん研究センター　がん対策情報センター資料より）

ん。ところが乳がんは様子が違い、30代から増加が始まって、40代なかばと60代なかばに二つのピークができています。乳がんは、他のがんとくらべて若い世代で発症する人の割合が高いのです。

これは、欧米人の乳がんと日本人を含むアジア人の乳がんの最大の違いでもあります。欧米人は閉経をむかえてから乳

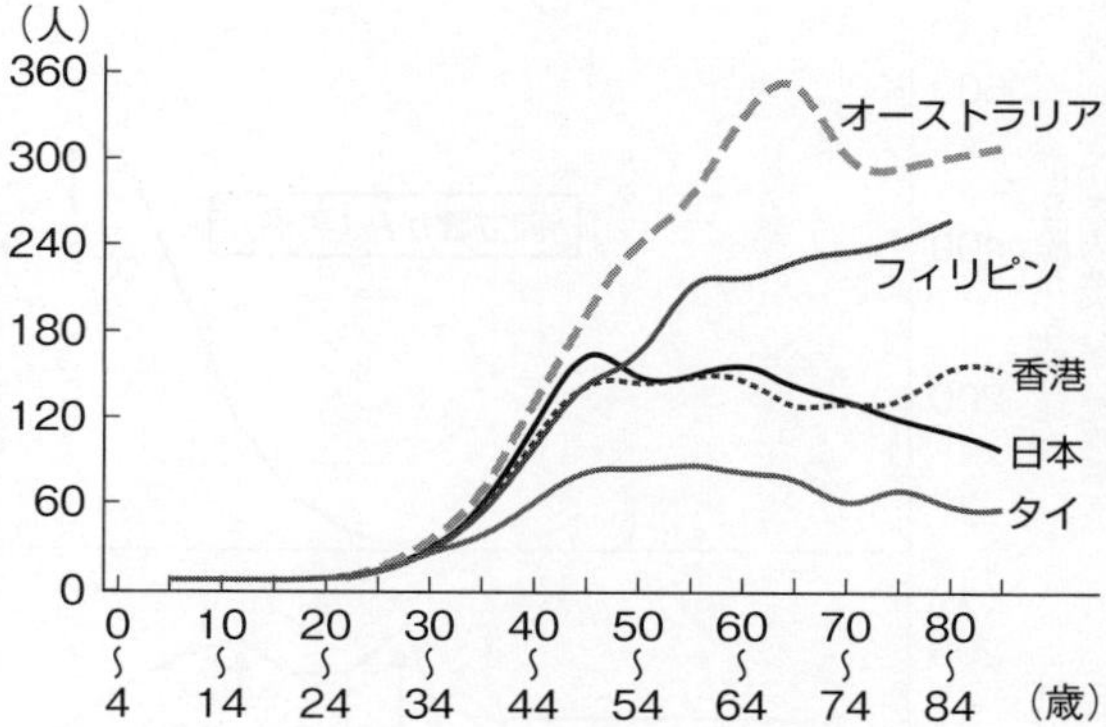

図9-3　乳がんの年齢別発症率の国際比較

アジアの大部分の国は40代なかばまではオーストラリアと発症率が変わらない。しかし、オーストラリアが60代後半まで発症率が上がり続けるのに対し、日本、香港、タイは40代なかばで発症率が頭打ちになる。

(Youlden D. R., *et al.*, *Cancer Biol. Med.* 2014; 11: 101-115より改変)

がんになる人がほとんどで、発症年齢のピークは60代後半の一つだけです。

図9-3は、アジア・太平洋地域各国の乳がんの発症率を年代ごとに比較したグラフです。2012年のデータですが、日本で乳がんが増えていると言っても、オーストラリアとくらべるとずっと少ないのがわかります。ほとんどの国は40代なかばまでは発症率がそれほど変わりません。

大きく違うのはそのあとです。オーストラリアが60代後半まで発症率が上がり続けるのに対し、日本、香港、タイは40代なかばで発症率が頭打ちになります。つまり、見かたを変えると、日本は50代以降の乳がんの発症率が極めて低いということです。

それなのに20〜40代の若い日本人の乳がん

発症率が欧米なみなのは、アジア人と欧米人の乳房の違いによると言われています。女性の乳房のおもな成分は、脂肪と、乳を作るための乳腺で、脂肪とくらべて乳腺の割合が高い乳房は、脂肪の割合が高い乳房とくらべて4～6倍乳がんになりやすいことが示されています。乳腺の割合が高いタイプの乳房を持つ女性は欧米では40％しかいないのに対し、日本は80％にのぼります。これが、若い日本人女性に乳がんが起こりやすい大きな原因になっています。なお、胸の大きい・小さいは乳腺の割合とは直接関係ありません。

閉経をむかえると乳腺が小さくなって脂肪に置きかわるため、乳腺の割合は低くなります。ところが日本人は、閉経を過ぎても乳腺の割合が高いままの人がいて、こういう人は乳がんになりやすい状態が続きます。高齢女性を対象に日本で実施された調査でも、乳腺の割合が高いままの人は、そうでない人とくらべて乳がんの発症率が約3倍高いことがわかりました。

その一方で、日本人を乳がんになりにくくしてくれる遺伝的素因もあります。乳がんには、染色体や遺伝子の異常を原因とする遺伝性のものが10％くらいあり、とくに問題になるのがBRCA1とBRCA2の2個の遺伝子です。この二つのうち、どちらかに生まれつき変異があると、そのどちらにも変異を持たない人とくらべて乳がんの危険が10～19倍も大きくなります。

これらの遺伝子変異は性別に関係なく2分の1の確率で子供に伝わり、乳がんだけでなく、女性は卵巣がん、男性は前立腺がんなど、増殖に性ホルモンが関係する他のがんの発症率も上がります。[*9-2]このうちＢＲＣＡ1は、変異を持つ人の割合に人種差があり、最も高いのがユダヤ系の一部の家系、次いで北欧です。その逆に最も低いのが日本人を含むアジア人で、ユダヤ系女性の16分の1しかありません。[*9-3]

日本では乳がんが少なかったために、乳がん研究のかなりの部分を海外のデータに頼らざるをえない状況が続いていました。しかし、日本人にとって望ましい予防法や治療法を見つけ出すには、日本人の乳がんに関する情報をもっと集め、分析する必要があります。そのため、ＢＲＣＡ1またはＢＲＣＡ2に変異を持つ患者さんの遺伝子データと医学情報を集めたデータベースが2012年に作られ、日本乳癌学会、日本人類遺伝学会、日本婦人科腫瘍学会の3つの学会が共同で管理していくことになりました。また日本乳癌学会は、『乳癌診療ガイドライン2015』の冒頭で、日本で得られたデータを積極的に採用して、「日本の」ガイドラインを作る努力を続けると述べています。日本から乳がんの悲劇をなくすための努力が始まっています。

食生活に関する重要な手がかり

米国に移住した日系一世の乳がん発症率は日本で暮らす日本人と変わりませんが、世代を重ねるにつれて発症率が上がり、欧米人と同じように閉経後の乳がんが増えます。この現象が、日本で暮らす日本人にも起きています。乳がんの発症率が上がっただけでなく、なんと、ユダヤ系女性に多く、アジア系に少ないはずの遺伝子変異を持つ人の割合が高くなってきたという指摘があるのです。

こう聞くと怖くなってしまいますが、落ち着いて考えてみましょう。遺伝子に変異があっても、必ずしも乳がんになるわけではありませんし、その逆に、遺伝子にはっきりした異常がなくても乳がんになる人はいくらでもいます。それは、食生活を含む環境要因が、乳がんの発生と増殖に影響を与えるからです。エピジェネティクス変化もあれば、それ以外の形で影響がおよぶこともあります。たとえば、第7章で、塩分の取り過ぎが胃がんの発症率を上げるという話が出てきました。塩が良くないのは胃の粘膜を荒らすからでしたね。もって生まれた遺伝的素因や、起きてしまった遺伝子変異を正常に戻すのは難しくても、環境要因に気を配ることでがんの発生を左右できる可能性があります。

国立がん研究センターが発表した2016年の全国推計値によると、乳がんの発症率は東京都が突出しています。都市部では食生活を含む生活習慣の欧米化が進んでいることから、日本全体で乳がんの発症率が上がっている原因として、とくに食の欧米化が考えられています。

しかし、食の欧米化と言っても単純ではありません。大腸がんのところで出てきた食物繊維と肉の摂取量の問題、糖尿病のところで見た脂肪と炭水化物の摂取比率の変化、脂質異常症で見た飽和脂肪酸の問題、高血圧で出てきた動物性蛋白質の摂取量、さらには魚や大豆、塩の摂取量など、和食と欧米食はさまざまな点で異なります。

まずは、欧米風の食事で本当に乳がんが増えるか確かめるために、大規模なコホート研究がおこなわれました。日本人女性約5万人について、どんな食事をしているか調べたうえで、その後15年間に、どういう人が乳がんになるか調査したのです。このとき、女性たちの食事内容を、魚や野菜、果物、大豆製品などを多く摂取する「健康型」、肉類、乳製品、パン、コーヒーなどが食卓に並ぶ「欧米型」、ご飯、みそ汁、漬け物などが中心の「伝統型」の3つに分類しました。

すると、欧米型の食事をする頻度が最も高いグループは、最も少ないグループとくらべて、乳がんの発症率が1・3倍になることがわかりました。健康型と伝統型の食事は、食べる回数が増えても乳がんの発症率が変わりませんでした。つまり、和食と健康的な食事を食べている分には心配ないが、欧米食を多く食べると乳がんになりやすくなるということです。

では、欧米型の食事の何が良くないのでしょうか？　欧米食は脂肪を多く使います。ところが、脂肪の摂取と乳がん発生の関連を調べると、結果がばらばらで、はっきりした結論がなかなか出ません。脂肪とならんで欧米型の食事の主役である乳製品も同様です。ただし、乳がんと同じく性ホルモンの影響を受ける前立腺がんについては、第2章で見たように、牛乳と乳製品の摂取量が多いグループほど発症率が上がり、最大で1・5倍高くなることが示されています。これを考えると、乳製品が乳がんの発症率を上げる可能性もありそうですが、まだ研究が必要です。

このように、どうも宙ぶらりんだったのが、最近になって重要な手がかりが見つかり始めました。米国の調査から、10〜17歳くらいの少女期に脂肪分の多い食事を取った人は、その後の乳がんの発症率が上がるという結果が得られたのです[*9-4]。正常な細胞に異常が起きてから、実際に乳がんを発症するには10年以上かかるのが普通と考えられています。乳がんは30代から増えるがんなので、これをもとに計算すると、10代の生活習慣が鍵を握っていてもおかしくないでしょう。これまでの調査ですっきりした結果が得られなかったのは、成人してからの脂肪や乳製品の摂取と、乳がん発症の関係を見ていたからかもしれません。

食の欧米化の本質は

欧米式の食事を続けることで起きやすい肥満と乳がんの関連については、日本と欧米で正反対の結論が出ています。欧米の研究では、若い女性は肥満気味のほうが乳がんになりにくく、閉経を過ぎたら、やせているほうが発症率が低いというのが定説です。

ところが、日本人女性合わせて18万人分のデータを総合的に分析したところ、不思議なことがわかりました。日本人は年齢を問わず、肥満になると乳がんの発症率が上がるのです。閉経前の若い世代を含めて、体格指数（ＢＭＩ）が普通体重を超えると乳がんの発症率が上がり、最大で2倍以上になりました。

肥満が乳がんの発症率を押し上げるのは、女性ホルモンが卵巣だけでなく皮下脂肪でも作られるからと考えられています。[*9-5] 女性は、女性ホルモンのおかげで内臓脂肪がつきにくく、代わりに皮下脂肪がつくようにできています。その皮下脂肪が女性ホルモンを作るのですから面白いですね。

若い女性がダイエットのやり過ぎで生理が止まってしまう背景にも、皮下脂肪の減少による女性ホルモンの不足があります。また、たっぷり肥満した男性の乳房がふくらむことがありますが、これも皮下脂肪での女性ホルモンの産生が高まるからです。このように、脂肪細胞にも女性ホルモンを作る力があるので、肥満の人は女性ホルモンの産生量が多く、これが乳がんの発生を促してしまうのです。

この現象は日本でも欧米でも認められますが、日本では、若い世代も肥満によって乳がんが増えるのに対して、欧米では、若いあいだは肥満気味のほうが良いとされています。この原因はわかっていません。

体重だけでなく、身長も乳がんの発生に関係します。閉経前、閉経後のいずれにおいても、背の高い女性は乳がんになりやすいことが明らかになっています。

米国で人種別に調査したところ、とくにアフリカ系と日系の米国人は、米国白人とくらべて、身長によって発症率が大きく違っていました。日本でおこなわれた調査によると、身長が160

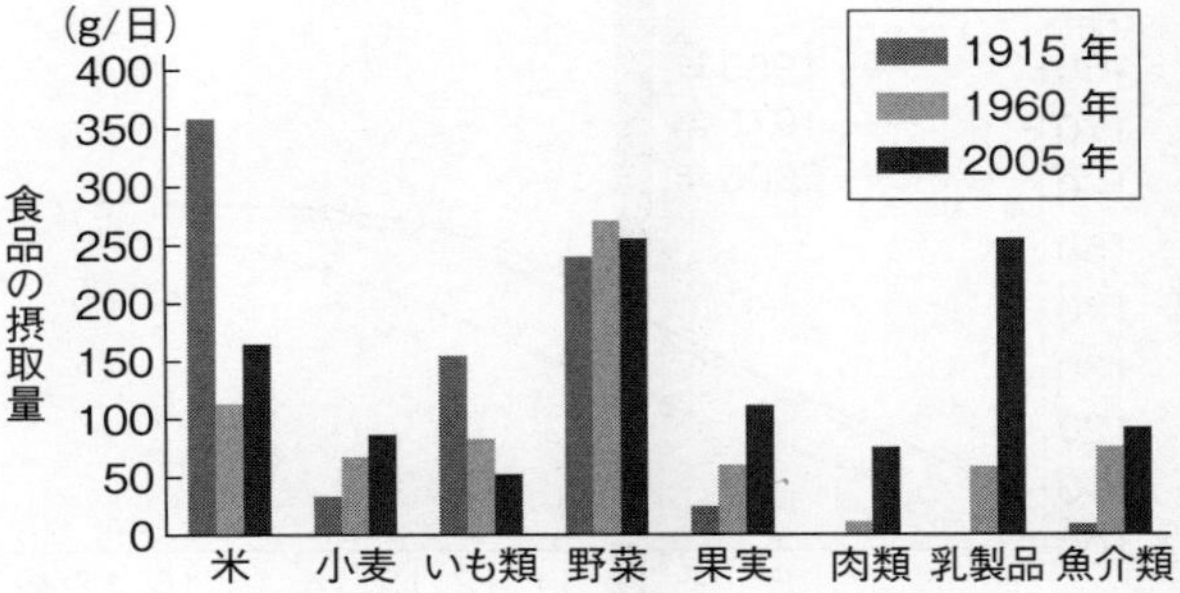

図9-4　おもな食品の摂取量の変化

乳がんが少なかった1960年とくらべて、2005年には肉と乳製品の摂取量が大きく増えている。

（農林水産省（農林省）『食料需要に関する基礎統計』より改変）

cm以上のグループは、148cm以下のグループより、閉経前は1・5倍、閉経を過ぎると2・4倍、乳がんの発症率が高くなります。体格は遺伝が大きいものの、生まれてからの食事内容と、女性ホルモンや成長ホルモンの分泌量の影響を受けます。

「最近の若い人は、すらっとしてかっこいいね」という言葉をよく耳にする一方で、大柄で肥満気味の女性も目立つようになりました。この背景にあるものこそ、食生活の欧米化です。

図9－4は、日本人1人1日あたりの、おもな食品の摂取量を、1915年、1960年、2005年で比較したものです。ここでは、乳がんが少なかった1960年と、乳がんが増えてきた2005年のデータを見てください。肉と乳製品に代表される動物性蛋白質の摂取が大きく増えています。

そして、その次の図9－5は、成長期にある女性の

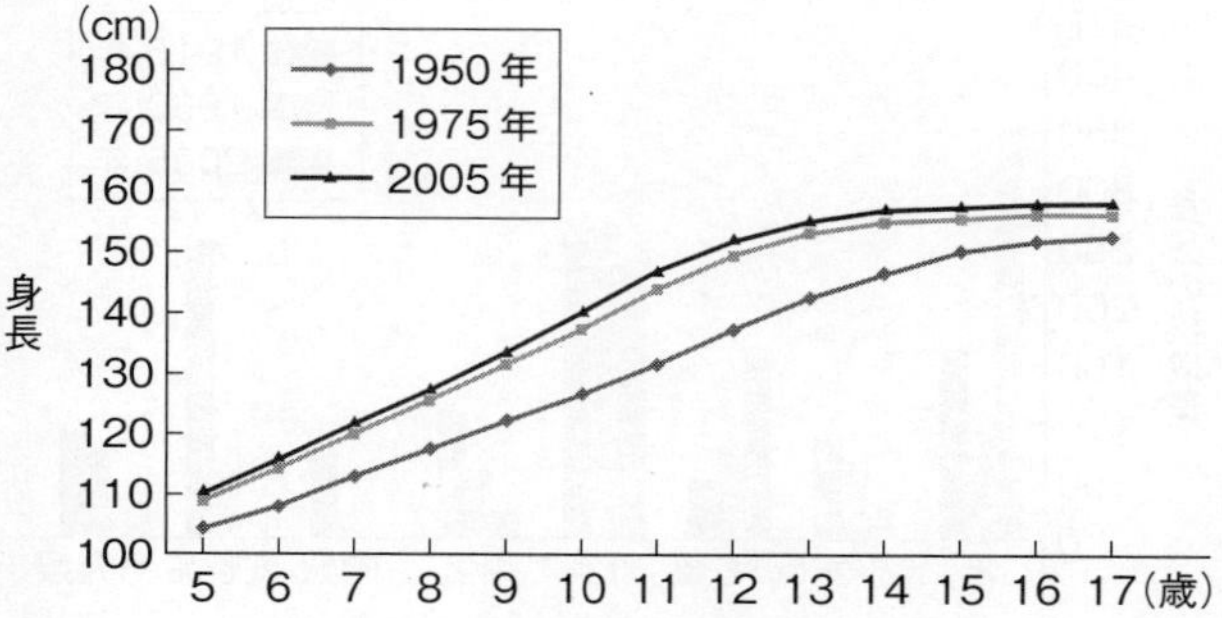

図9-5　女性の身長の伸び方の変化

成長期にある女性の身長を年齢別に比較。身長の伸び方が変化しており、1950年とくらべて、1975年、2005年には、食べ盛りの時期にぐっと伸びている。
(文部科学省「学校保健統計調査」より改変)

身長の変化を年齢別に見たグラフです。日本人が大きくなったと言っても、17歳の時点でくらべると、身長の伸びは数㎝にとどまりますが、伸び方が違います。1950年にはおだやかに伸びていたのが、1975年、2005年には、10～14歳の食べ盛りの時期に、ぐっと大きくなっています。

第3章で見たように、日本はカロリーの総摂取量は増えていません。増えたのは動物性蛋白質の摂取量で、これにつれて成長ホルモンと性ホルモンが、早い時期からしっかり分泌されるようになったと思われます。[*9-6]

初潮をむかえる年齢は、1961年から半世紀のあいだに約1年早くなりました。乳がんは女性ホルモンの影響を受けて増殖するものが多いため、初潮が早いほど、そして閉経が遅いほど、乳がんの危険が大きくなることが知られています。日本でおこなわれた大規模コホートからは、16歳以上で初潮をむかえたグループの乳がんの発症率は、14歳以前にむかえたグループの約4分の1だったことが示されています。

また図9－6は、閉経年齢と乳がん発症率の関係を調べたデータです。閉経が早いグループほど発症率が低く、54歳以上で閉経したグループは、48歳未満で閉経したグループとくらべて、乳がんに2倍なりやすくなっています。また、出産経験のない女性は、女性ホルモンがしっかり出ている期間が長くなる分、やはり発症率が上がります。

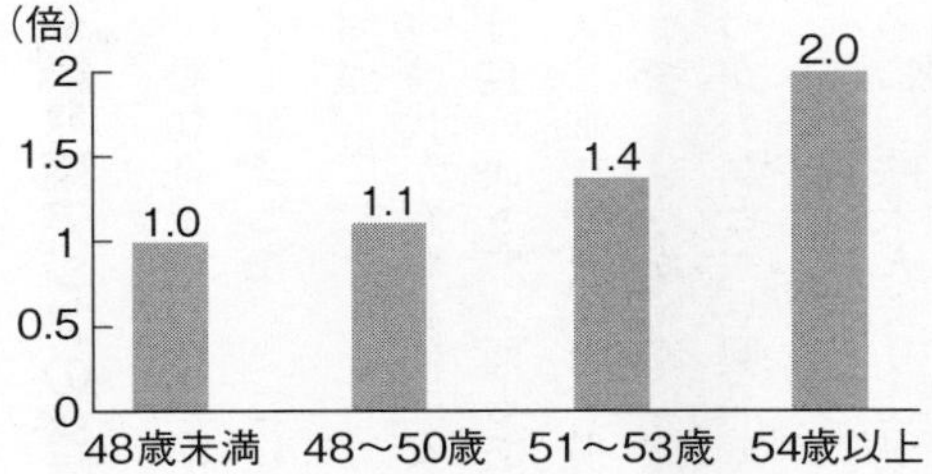

図9-6　閉経年齢と乳がん発症率の関係

48歳未満で閉経したグループの乳がん発症率を1としたときに、発症率が何倍になるかを示した。閉経が早いグループほど発症率が低くなっている。

(Japan Public Health Center-based Prospective Study Group, *Eur. J. Cancer Prev.* 2007 Apr; 16(2): 116-23より)

さらに、子供を産めば産むほど、そして最初の子を低い年齢で産むほど、乳がんになりにくくなります。最近は子供を5人、6人と産む女性は多くありませんが、子供を5人以上産んだ女性は、子供が1人だけの女性より、乳がんの発症率が約60％低くなるという報告があります。

そして、22歳になる前に最初の子を産んだグループとくらべ、30歳以上で産んだグループは、乳がんに2倍以上なりやすいこともわかりました。

東アジアの女性を守る「ある食べ物」

動物性蛋白質の摂取量の増加に代表される食の欧米化によって、日本人女性の性的な成熟が早くなりました。ここに、晩婚化や少子化の影響が重なることで、乳がんが増え始めたと考えられます。

時代が変われば、女性の生き方、考え方が変わるのは自然なことです。また、食生活の変化には良い面も悪い面もあります。第４章で見たように、動物性蛋白質の摂取が増えたことで、日本人の血圧が下がり、脳出血が減りました。こんななかで、一人一人が身を守るにはどうしたらよいでしょうか。幸い、乳がんを予防するためのヒントがいくつか明らかになっています。その一つが大豆と大豆製品です。

日本を含むアジアの女性は、欧米人とくらべて乳腺の割合が高いタイプの乳房を持つ人が多いのに、欧米人より乳がんが少ない。その背景を明らかにできれば乳がんの予防に役立つはずだ。そう考えた欧米の科学者らが研究を進め、東アジア人が習慣的に摂取する大豆と大豆製品が注目を集めるようになりました。

動物実験で乳がんに対する予防効果が認められたことから、大規模な調査がおこなわれましたが、欧米人でははっきりした結果が得られません。それもそのはず、日本人の大豆製品の摂取量は米国白人の700倍にのぼります。欧米人は大豆製品を食べる習慣がほとんどないので、よく食べている人と、まったく食べていない人をくらべても、乳がんの発症率に差が出ないのです。大豆製品の効果を調べるにはアジアで調査するしかないということです。

大豆に含まれるイソフラボンは化学構造が女性ホルモンに似ています。そのため、女性ホルモンが結びつく受容体という構造に女性ホルモンの代わりに結びつき、女性ホルモンの作用をじゃますることで乳がんを予防すると考えられています。日本とアジアの他の国でおこなわれた研究からは、大豆製品の摂取により、乳がんの発症率がおおむね30〜40％下がることが報告されています。

これ以外にもさまざまな効果が確かめられており、本書でも、イソフラボンを多く摂取するとインスリンの効き目が良くなること、脳梗塞と心筋梗塞の発症率が下がること、骨からのカルシウムの流出が少なくなることなどを見てきました。

しかし、女性ホルモンの受容体にイソフラボンが結びつくと受容体を刺激することになって、逆に乳がんが起きやすくなるのではないかと心配する声もありました。そのため日本で大規模な調査がおこなわれ、血液に含まれるイソフラボンの濃度をもとにイソフラボンの摂取量を推定して、乳がんとの関連を調べました。参加者をイソフラボンの摂取量により4つのグループに分けて比較したところ、図9−7に示すように、摂取量が多いほど発症率が低くなりました。摂取量

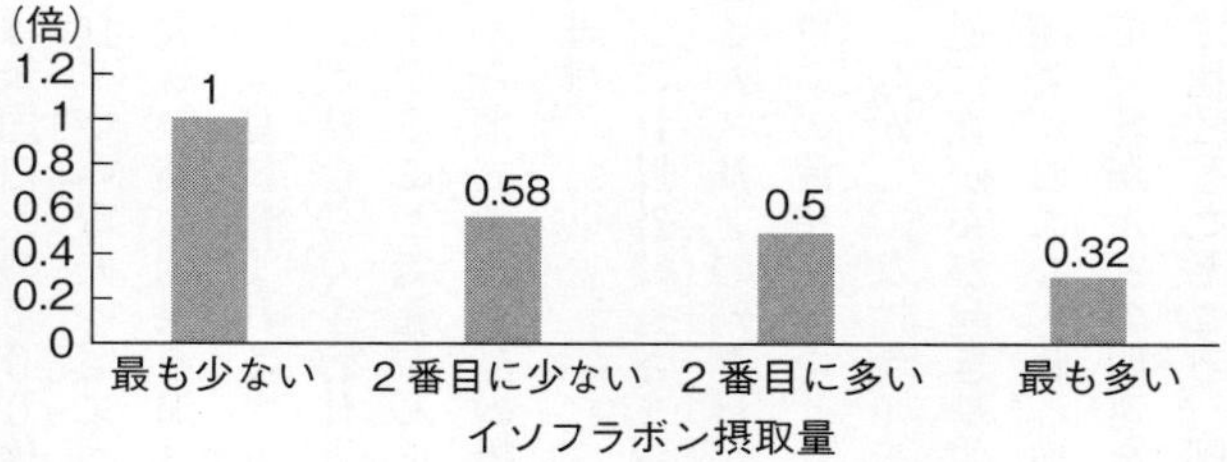

図9-7　閉経後女性のイソフラボン摂取量と乳がん発症率の関係

イソフラボン摂取量によって４つのグループに分けて比較。摂取量が最も少ないグループの乳がん発症率を１としたときに発症率が何倍になるかを示した。イソフラボン摂取量が多いほど乳がん発症率が低くなっている。

(Japan Public Health Center-Based Prospective Study on Cancer Cardiovascular Diseases Group, *J. Natl. Cancer Inst.* 2003 Jun 18; 95(12): 906-13より)

が最も少ないグループとくらべると、イソフラボンを最も多く摂取しているグループは、乳がんの発症率がなんと約3分の1になっています[*9-7]。

イソフラボンを最も多く摂取していたグループでも乳がんの発症率が下がったのですから、食事から摂取する限りは、イソフラボンで乳がんの発症率が上がることはなく、その逆に乳がんを防ぐ効果があるのは間違いないと考えられます。

ただし、サプリメントで大量に摂取した場合の効果と安全性については、完全にはわかっていません。

イソフラボンはほぼ大豆にだけ含まれる成分で、日本人はイソフラボンの90%以上を、大豆、豆腐、みそ、納豆から摂取してきました。安易にサプリメントに頼るのではなく、食品からの摂取を心がけたいものです。

乳がんを招く生活習慣

ここ数十年のあいだに日本で起きたのは、食生活の変化だけではありません。本書から目を上げて、窓の外をながめてください。

日本全国、町でも村でも道路網が整備され、乗用車が普及しました。交通機関が発達したことで歩く機会が減っています。運動不足で乳がんが増えるという報告は、日本でも欧米でも提出されており、日本人女性5万人を対象にした調査からは、とくに閉経後の女性がスポーツや運動を週に3回以上おこなうことで、乳がんの発症率が30％くらい下がることが示されました。大腸がんも同じでしたね。日本人で運動による予防効果が確かめられているのが、大腸がんと、この乳がんです。

そして、これはまだ研究の途中ですが、睡眠不足で乳がんの発症率が上がるという報告があります。正確に言うと、不規則な生活によって、人間にもともと備わっている体内時計が乱れると乳がんが発生しやすくなるというのです。

欧米には、夜間勤務の女性は乳がんに1・4倍なりやすいとか、旅客機の女性客室乗務員が退職後に乳がんになる確率は、そうでない女性とくらべて5倍高いなどの報告があります[*9-8]。日本でも、夜中に仕事をしている人は肥満になりやすく、高血圧、心臓病、脳血管障害、糖尿病、さらには、うつ病の発症率が上がることがわかっていました。

これに関係すると考えられているのがメラトニンというホルモンです。人間には体内時計と呼ばれる仕組みがあり、昼間活動して夜間眠るよう生体機能を調節しています。この体内時計のリズムを作るのに欠かせないのがメラトニンです。夜間勤務、もしくは不規則な生活で夜間も明るい照明にさらされると、メラトニンの分泌が大きく減ってしまいます。メラトニンは体内時計の調節だけでなく、がんの発生をおさえるがん抑制遺伝子の作用や、性ホルモンの分泌にも深くかかわっているとされ、夜間勤務でメラトニンが減少すると、乳がんを発症しやすくなるおそれがあります。

これらの報告を受けて、欧州の一部の国は、夜勤がつきものの看護師と客室乗務員が20年以上勤務したあとで乳がんになった場合に、労働者災害補償保険による給付が受けられる制度を始めました。いわゆる労災の適用になるということです。

夜間に起きていることで乳がんが増えることを示すデータは、まだ日本では得られていませんが、乳がんと同じく性ホルモンの影響を受ける前立腺がんについては結論が出ています。交替勤務につく男性は、昼間だけ働く人とくらべて前立腺がんの発症率が3倍高くなっていました。[*9-9] 研究が進めば、日本でも、夜間勤務と乳がん発症の関係が明らかになるでしょう。

2009年に経済協力開発機構（OECD）が世界各国の平均睡眠時間を調査したところ、日

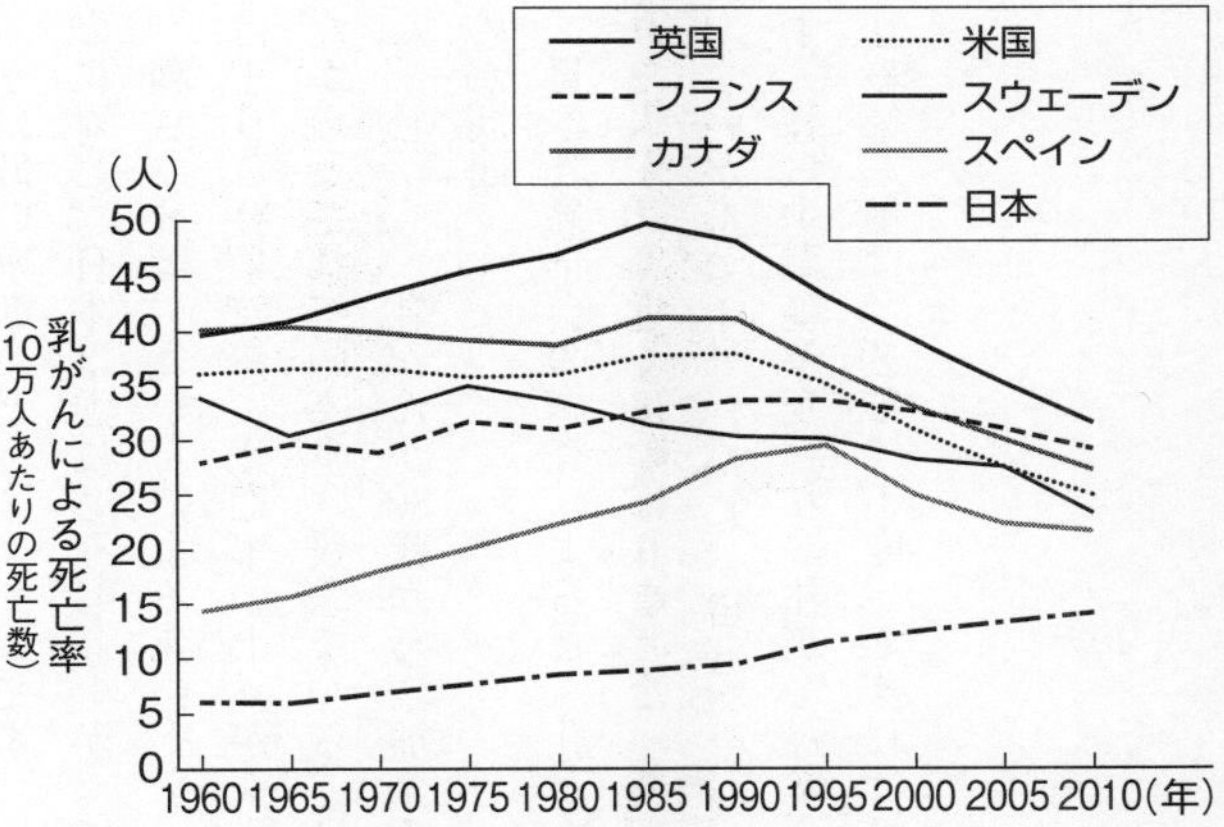

図9-8　乳がんによる死亡率の国際比較

欧米の大部分の国で死亡率が減少しているのに対し、日本は逆にじりじり上がっている。年齢調整済みデータ。欧米各国が1990年ごろ死亡率が低下し始めたのは、乳がん検診の普及によると考えられている。

(OECD Health at a Glance 2013より改変)

本は18ヵ国中17位で、世界でも睡眠時間が短いことが判明しました。また、ＮＨＫが１９６０年におこなった調査結果とくらべると、現代人の睡眠時間は１時間ほど短くなっているそうです。

その理由の一つが高齢化で、高齢者は「夜中に何度も目がさめる」「なかなか寝つけない」など、睡眠の問題を抱える人が少なくありません。

しかし、それと同時に夜型人間の増加があげられます。現代の日本で夜勤そのものを禁止するのは不可能ですが、仕事以外の理由で夜ふかしぐせがついている人は、体内時計を整えることが重要です。

最後にもう一つ。日本人の乳がんによる死亡率は、現在もなお、欧米より、はるかに低い水準にとどまっています。ところが、欧米の大部分の国で死亡率が下がり始めているのに対し、日本は逆にじりじり上がっています。

図9－8は、乳がんによる死亡率を年齢で調整して、国ごとの変化を見たものです。欧米各国は1990年ごろに死亡率の上昇が止まっていますね。これは、この時期に乳がん検診が普及したからとされています。残念ながら、日本は乳がん検診の受診率が欧米の3分の1しかありません。しかも、乳がんが30代から増加することが十分に知られておらず、若い世代の受診率が低いのが問題です。

日本乳癌学会の調査によると、乳がん患者さんのうち、自分でしこりに気づいて病院をおとずれた人が70％近くにのぼりました。乳がんは体の表面に近いところにできるので、比較的発見しやすいがんです。しかし、自分で気づくころには、それなりに進行している場合がほとんどです。暮らす環境が変わり、乳がんが増えている現代社会において、日本人女性が乳がんから身を守る第一歩は、2年に1度、できれば毎年、乳がん検診を受けることです。

第9章のポイント

- がんは加齢とともに発症率が上がるのが普通だが、日本人は乳がんを若い世代で発症する人の割合が高い。ただし、オーストラリアとくらべて50代以降の乳がんの発症率が極めて低い。
- 日本人を含むアジア人は脂肪とくらべて乳腺の割合が高い乳房を持つ人が多い。このタイプの乳房は、欧米人の乳房とくらべて乳がんを4～6倍発症しやすい。
- 正常な細胞に異常が起きてから、実際に乳がんを発症するのに10年以上かかる。米国の調査からは、少女期の食生活が乳がんの発生に影響することが示されている。
- 日本では、肉と乳製品に代表される動物性蛋白質の摂取が増えたことで、10代なかばから成長ホルモンと性ホルモンがしっかり分泌されるようになった。これが乳がんの発症率を押し上げている。また、晩婚化、少子化の影響も大きい。
- 大豆製品に含まれるイソフラボンを十分摂取すると、乳がんの発症率が3分の1になる。
- 大腸がんと同じく、乳がんも運動量を増やすと発症率が下がる。
- 夜間勤務や不規則な生活で乳がんの発症率が上がるというデータがある。日本人は睡眠時間が短い。高齢化の影響もあるが、夜型人間の増加が目立つ。

- 欧米は乳がん検診の普及で乳がんによる死亡率が下がり始めた。日本は受診率向上が急務である。

おわりに

健康と長寿は太古から人類にとって最大の願いでした。そのため、経験や観察を通じて何か手がかりを見つけると、「これは体に良い」と仲間に伝え、代々語り継いできました。日本では約300年前に、儒学者だった貝原益軒《かいばらえきけん》が、健康で長生きするための心得をまとめた『養生訓』をあらわしています。現代のメディアが取り上げる流行の健康法も、形を変えた民間伝承と言えるかもしれません。

近年、病気のなりやすさについて科学的な研究が進み、多くのことが明らかになりました。その一つが、人の体質を作る遺伝的素因と環境要因の関係です。この二つはばらばらに働くわけではなく、深くからみあっています。たとえば、病気になりやすい遺伝的素因を持っていても、必ずしも病気になるとは限りません。食生活を含む環境要因によって遺伝子のスイッチが切りかわるエピジェネティクスという現象があるからです。難しい病気の代表とされるがんは、遺伝子に段階的に異常が起きることで発生し、進行しますが、生活習慣の修正によって70％が予防できるというデータもあるのです。

そしてもう一つが日本の伝統的な食生活、和食の健康効果です。最近得られた科学的な報告に照らしてみると、和食はおおむね健康に良く、がんを含む大部分の生活習慣病を防ぐうえで有効です。日本人男性は生活習慣病の共通の原因である内臓脂肪がつきやすいものの、炭水化物を多く食べ、脂肪の摂取が少なく、よく歩いていたことで内臓脂肪があまりつきませんでした。だからインスリンの分泌量が少なくても糖尿病になる人がほとんどおらず、食物繊維をしっかり取り、魚、大豆製品、野菜、海藻を食べることで動脈硬化も進みにくかったのです。遺伝的に善玉HDLが多いこととあいまって、心筋梗塞による死亡率は世界でも非常に低い水準を維持しています。腸内環境も良好ですし、乳製品を摂取しなくても、野菜と海藻、小魚などから摂取するカルシウムで骨粗鬆症を防ぐことができていました。こういう生活が、日本人の大腸がんと乳がんの発症率をおさえてきた可能性もあります。

その一方で、和食は塩分の摂取が多くなりがちなため、高血圧と、それによる脳出血に悩まされました。塩分の取り過ぎは胃がんの発生とも関連し、ただでさえ日本人は毒性の強いピロリ菌に感染しやすいことから、世界的に見て胃がんが非常に多いのが実情です。また、欧米人とくらべて飲酒と喫煙に弱く、脂肪の摂取量の増加と運動不足で糖尿病、脳梗塞、さらには大腸がんと乳がんが増えています。

しかし、伝統的な生活習慣の良いところを守り、不適切な環境要因を正すことで体質は変えられます。本書では「良いエピジェネティクス」の例をいくつかあげました。減塩と、動物性蛋白質の摂取量の増加により脳出血が大きく減りました。そしてピロリ菌と肝炎ウイルスの封じ込めが進み、禁煙が広がったことで、胃がんと肝臓がんが減少し、肺がんにも歯止めがかかっています。

21世紀のこんにちでも不老不死は夢物語ですが、日本人である自分の体質を知り、体の声に耳をかたむけて正しい努力を続ければ、病気を遠ざけて、健康のうちに天寿をまっとうすることができます。本書がそのための手引きとなれば幸いです。

最後に、ブルーバックス編集部の家田有美子さん、私のエージェントである栂井理恵さんはじめ、本書の出版にあたり、ご助力くださった多くの皆様に心から御礼申し上げます。

Ethnic Groups", John E. M., *et al., JAMA*. 2007; 298(24): 2869-2876. doi: 10.1001/jama.298.24.2869.
*9-4　10代の食生活と乳がん発症の関連文献
"High-fat diet during puberty speeds up breast cancer development", Michigan State University. ScienceDaily. 26 November 2013.
https://www.sciencedaily.com/releases/2013/11/131126123935.htm
*9-5 「女性のライフステージとエストロゲン ―アロマターゼとの関わり―」生水真紀夫『日本女性医学学会雑誌』第20巻第3号 別刷
*9-6 「思春期女子の発達加速 初潮・身長・体重」田口久美子『長崎外大論叢』no.14, 97-111（2010）
*9-7　大豆、イソフラボン摂取と乳がん発症の関連文献
"Soy, isoflavones, and breast cancer risk in Japan", Yamamoto S. *et al., J. Natl. Cancer Inst.* 2003 Jun 18; 95(12): 906-13 doi: 10.1093/jnci/95.12.906.
*9-8　退職した女性客室乗務員の乳がん発症率文献
"Breast cancer risk in airline cabin attendants: a nested case-control study in Iceland". Rafnsson V. *et al., Occup. Environ. Med.* 2003; 60: 807-9 doi: 10.1136/oem.60.11.807.
*9-9 「交替制勤務者の発がんリスク評価に関する時間生物学の進展」久保達彦『時間生物学』Vol.19, No.1（2013）.

注：敬称略。原則として最初に参照した章に記載。

past two decades", Ishimura N. *et al., J. Gastroenterol.* 2015 Aug; 50 (8): 844-52. doi: 10.1007/s00535-014-1027-y.

*7-10 β-カロテンサプリメントによる喫煙者の肺がん発症率上昇文献
"The Beta-Carotene and Retinol Efficacy Trial: incidence of lung cancer and cardiovascular disease mortality during 6-year follow-up after stopping Beta-Carotene and retinol supplements", Goodman G. E. *et al., J. Natl. Cancer Inst.* 2004 Dec 1; 96(23): 1743-50.

〈第8章〉

*8-1 『からだの中の外界 腸のふしぎ』上野川修一（講談社）

*8-2 「日本人とアメリカ人の大腸の長さは違うのか？ —大腸3D-CT（仮想内視鏡）による1,300名の検討—」『日本消化器内視鏡学会雑誌』Vol. 55 (2013) No.3 435-444 doi/10.11280/gee.55.435.

*8-3 腸内環境の国際比較文献
"The gut microbiome of healthy Japanese and its microbial and functional uniqueness", Nishijima S. *et al., DNA Res.* (2016) 23(2): 125-133. doi: 10.1093/dnares/dsw002.

*8-4 アフリカ系米国人と南アフリカ人の食事内容交換実験文献
"Fat, fibre and cancer risk in African Americans and rural Africans", O'Keefe S. J., *et al., Nature Communications* 6, Article number: 6342 (2015) doi: 10.1038/ncomms7342.

*8-5 「固形癌の疫学 第6回 大腸がんのリスクファクター」井上真奈美、田島和雄（国立がん研究センター予防研究グループ）『血液・免疫・腫瘍』

*8-6 大腸がんの多段階発がん総説
"The chromosomal instability pathway in colon cancer", Pino M. S. and Chung D. C., *Gastroenterology*. 2010 Jun;138(6):2059-72 doi: 10.1053/j.gastro.2009.12.065.

*8-7 アルコール依存症患者の腸内環境文献
"Ecophysiological consequences of alcoholism on human gut microbiota: implications for ethanol-related pathogenesis of colon cancer", Tsuruya A. *et al., Sci. Rep.* 2016 Jun 13; 6: 27923. doi: 10.1038/srep27923.

*8-8 身体活動量と大腸がん発症の関連文献
"Physical activity and risk of colorectal cancer in Japanese men and women: the Japan Public Health Center-based prospective study", Lee K. J. *et al., Cancer Causes & Control.* 2007 Mar; 18(2): 199-209.

〈第9章〉

*9-1 『がんとがん医療に関する23話』荒田洋治（薬事日報社）

*9-2 米国国立衛生研究所（NIH）国立がん研究所ウェブサイト「*BRCA1* and *BRCA2*: Cancer Risk and Genetic Testing（乳がん関連遺伝子に関するファクトシート）」
https://www.cancer.gov/about-cancer/causes-prevention/genetics/brca-fact-sheet

*9-3 人種による*BRCA1*変異発生率比較文献
"Prevalence of Pathogenic *BRCA1* Mutation Carriers in 5 US Racial/

Kandoth C. *et al., Nature* 502, 333-339 (17 October 2013) doi: 10.1038/nature12634.
*6-7 『食物、栄養、身体活動とがん予防：世界的展望（Food, Nutrition, Physical Activity, and the Prevention of Cancer: a Global Perspective)』世界がん研究基金ならびに米国がん研究機構
（日本語要約）http://www.wcrf.org/sites/default/files/SER-SUMMARY-(Japanese).pdf
*6-8 厚生労働省ウェブサイト「健康日本21（がん）」
http://www1.mhlw.go.jp/topics/kenko21_11/b9.html
*6-9, 6-10 がんによる死亡の原因となった環境要因の割合文献
*6-9 "The causes of cancer: quantitative estimates of avoidable risks of cancer in the United States today", Doll R. and Peto R., *Oxford University Press,* Oxford 1981. doi: 10.1093/jnci/66.6.1192.
*6-10 "Harvard Report on Cancer Prevention. Volume 1: Causes of human cancer", *Cancer Causes Control,* 1996; 7 Suppl 1: S3-59.

〈第7章〉

*7-1 『日本ヘリコバクター学会ガイドライン2016』日本ヘリコバクター学会
*7-2 「日常診療における感染症のトピックス ― *Helicobacter pylori*感染について―」山岡吉生『京府医大誌』118(12), 797-805, 2009
*7-3 病原蛋白質CagAによる発がんの仕組み文献
"*Helicobacter pylori* CagA Phosphorylation-Independent Function in Epithelial Proliferation and Inflammation", Suzuki M. *et al., Cell Host & Microbe* Volume 5, Issue 1, 22 Jan. 2009 doi: 10.1016/j.chom.2008.11.010.
*7-4 ピロリ菌感染によるエピジェネティクス変化文献
"Inflammatory processes triggered by Helicobacter pylori infection cause aberrant DNA methylation in gastric epithelial cells", Niwa T. *et al., Cancer Res.* 2010 Feb 15; 70(4): 1430-40. doi: 10.1158/0008-5472.CAN-09-2755.
*7-5 「91. ピロリ菌感染者に対する個別化医療の導入」松田浩一『上原記念生命科学財団研究報告集』28（2014）
*7-6 緑茶ポリフェノールと胃がんの関連文献
"Plasma tea polyphenols and gastric cancer risk: a case-control study nested in a large population-based prospective study in Japan", Sasazuki S. *et al., Cancer Epidemiol. Biomarkers Prev.* 2008 Feb; 17(2): 343-51. doi: 10.1158/1055-9965.EPI-07-0428.
*7-7 ブラジル日系人の胃がん発症率文献
"Risk factors for stomach cancer in Brazil (I): a case-control study among non-Japanese Brazilians in São Paulo", Nishimoto I. N. *et al.,* São Paulo—Japan Cancer Project Gastric Cancer Study Group. *Jpn. J. Clin. Oncol.* 2002; 32: 277-83.
*7-8 「固形癌の疫学 第5回 胃癌のリスクファクター」佐々木敏（国立がん研究センター予防研究グループ）『血液・免疫・腫瘍』
*7-9 日本人の胃酸分泌量文献
"No increase in gastric acid secretion in healthy Japanese over the

*5-4　国立循環器病研究センター研究所ウェブサイト「HDL機能に関する研究」
http://www.ncvc.go.jp/res/divisions/molecular_innovation_in_lipidology/10-theme03.html
*5-5　グリーンランド先住民の血中脂質文献
"Fatty acid composition of the plasma lipids in Greenland Eskimos", Dyerberg J. *et al., Am. J. Clin. Nutr*, September 1975 vol. 28 no. 9 958-966.
*5-6　飽和脂肪酸の摂取量と血清コレステロール値の関連文献
"Fatty Acids Intakes and Serum Lipid Profiles: NIPPON DATA90 and the National Nutrition Monitoring", Nakamura Y. *et al.*, for the NIPPON DATA80/90 Research Group; *J. Epidemiol.* 2010; 20 Suppl 3: S544-548.
*5-7　「『日本人の食事摂取基準（2015年版）策定検討会』報告書」厚生労働省
*5-8　日本人、日系人、米国白人の血中脂質ならびに不飽和脂肪酸の比較文献
"Marine-Derived n-3 Fatty Acids and Atherosclerosis in Japanese, Japanese-American, and White Men: a Cross-Sectional Study", Sekikawa A. *et al., J. Am. Coll. Cardiol.* 2008; 52(6): 417-424. doi: 10.1016/j.jacc.2008.03.047.
*5-9　日本人のビタミンD摂取文献
"Fish as a major source of vitamin D in the Japanese diet", Nakamura K. *et al., Nutrition.* 2002 May; 18(5): 415-6.

〈第6章〉

*6-1　国立がん研究センターがん対策情報センター「最新がん統計」
http://ganjoho.jp/reg_stat/statistics/stat/summary.html
*6-2　がん発症率国際統計
Ferlay J. *et al.*, GLOBOCAN 2012 v1.1, Cancer Incidence and Mortality Worldwide: IARC CancerBase No. 11 [Internet]. Lyon, France: International Agency for Research on Cancer; 2014.
http://www.wcrf.org/int/cancer-facts-figures/data-cancer-frequency-country
*6-3　「固形癌の疫学 第4回 固形癌の地域・人種差」味木和喜子、津熊秀明（国立がん研究センター予防研究グループ）『血液・免疫・腫瘍』
*6-4　一卵性双生児のがん発症率文献
"Environmental and heritable factors in the causation of cancer—analyses of cohorts of twins from Sweden, Denmark, and Finland", Lichtenstein P. *et al., N. Engl. J. Med*, 2000; 343: 78-85.
*6-5　肝臓がんのゲノム変異文献
"Whole-Genome Sequencing of Liver Cancers Identifies Etiological Influences on Mutation Patterns and Recurrent Mutations in Chromatin Regulators", Fujimoto A. *et al., Nature Genetics*, 2012. doi: 10.1038/ng.2291.
*6-6　がん発生と関係する突然変異の全体像文献
"Mutational landscape and significance across 12 major cancer types",

肪分布と脂肪細胞機能、特にアディポサイトカイン分泌に及ぼす大豆たん白質の影響（第一報）」松澤佑次『大豆たん白質研究』Vol. 5（2002）

〈第4章〉

*4-1　高血圧の原因遺伝子文献
"Genetic variants in novel pathways influence blood pressure and cardiovascular disease risk", International Consortium for Blood Pressure Genome-Wide Association Studies, *Nature*. 2011 Sep 11; 478(7367): 103-9. doi: 10.1038/nature10405.

*4-2「食塩と高血圧　インターソルト・スタディとその結果を巡る論議」橋本壽夫『保健の科学』第35巻第3号

*4-3『秋田の脳卒中 脳卒中発症登録でわかること 1950年代から2010年までの実態、危険因子と予防』由利組合総合病院（秋田県立脳血管研究センター）

*4-4　イソフラボンの降圧効果文献
"Effect of soy isoflavones on blood pressure: A meta-analysis of randomized controlled trials", X. X. Liu, *et al., Nutrition, Metabolism and Cardiovascular Diseases*. Volume 22, Issue 6, June 2012: 463-470. doi: 10.1016/j.numecd.2010.09.006.

*4-5　ストレスと食塩感受性文献
"Stress and salt sensitivity in primary hypertension", Stewart D. L. *et al., Current Hypertension Reports*. 2015 Feb; 17(2): 2. doi: 10.1007/s11906-014-0513-1.

*4-6　災害高血圧文献
"Disaster Hypertension - Its Characteristics, Mechanism, and Management", Kario K., *Circulation Journal* Vol. 76（2012）No. 3 553-562.

*4-7　インスリン抵抗性高血圧とアディポネクチン文献
"Role of adiponectin in insulin-resistant hypertension and atherosclerosis", Murakami H. *et al., Hypertens. Res*. 2003; 26: 705-10.

*4-8　米国国立衛生研究所（NIH）ウェブサイト「The DASH Eating Plan」
https://www.nhlbi.nih.gov/health/health-topics/topics/dash

*4-9　PURE研究 ナトリウム最適摂取量文献
"Urinary Sodium and Potassium Excretion, Mortality, and Cardiovascular Events", O'Donnell M. *et al., N. Engl. J. Med.*（August 14, 2014）doi: 10.1056/NEJMoa1311889.

〈第5章〉

*5-1『動脈硬化性疾患予防のための脂質異常症治療ガイド2013年版』日本動脈硬化学会

*5-2『虚血性心疾患の一次予防ガイドライン（2012年改訂版）』日本循環器学会

*5-3　環境要因の影響が遺伝的素因の効果を上回るデータ文献
"The Effect of Chromosome 9p21 Variants on Cardiovascular Disease May Be Modified by Dietary Intake", Ron Do *et al., PLoS Medicine,* 2011; 8(10): e1001106 doi: 10.1371/journal.pmed.1001106.

*2-3　『栄養学総論 改訂第3版』糸川嘉則ほか 編（南江堂）141-164
*2-4　地中海食が注目されるきっかけになった国際コホート研究文献
"The seven countries study: 2,289 deaths in 15 years", Keys A. *et al.*, *Prev. Med.* 1984 Mar; 13(2): 141-54.
*2-5　カルシウム摂取量と骨折の関連文献
"Calcium intake and risk of fracture: systematic review", Bolland M. J. *et al.*, *BMJ*. 2015 Sep 29; 351: h4580. doi: 10.1136/bmj.h4580.
*2-6　「飲酒家の口腔咽喉・食道・胃の発癌リスク」横山 顕 『医療』Vol. 60 (2006) No. 6
*2-7　「基礎代謝の加齢並びに季節変動」大島寿美子ら 『栄養学雑誌』第30巻第6号
*2-8　「お酒やコーヒーなど日常的飲み物と日本人の遺伝子」中村貴子『筑波大学技術報告』31: 33-38, 2011

〈第3章〉

*3-1　糖尿病発症の人種差文献
"Ethnic Differences in the Relationship Between Insulin Sensitivity and Insulin Response", Kodama K. *et al.*, *Diabetes Care*; 2013 Jun; 36(6): 1789-96. doi: 10.2337/dc12-1235.
*3-2　「数値からみた食生活の変化 国民健康・栄養調査に基づいて」村田容常『研究紀要／お茶の水女子大学附属高等学校』(2014/07/04)
*3-3　肥満によるアディポネクチン減少文献
"The fat-derived hormone adiponectin reverses insulin resistance associated with both lipoatrophy and obesity", Yamauchi T. *et al.*, *Nat. Med.* 2001 Aug; 7(8): 941-6.
*3-4　糖尿病とエピジェネティクス変化文献
"Genome-Wide DNA Methylation Analysis of Human Pancreatic Islets from Type 2 Diabetic and Non-Diabetic Donors Identifies Candidate Genes That Influence Insulin Secretion", Dayeh T. *et al.*, *PLOS Genetics*: March 6, 2014, doi: 10.1371/journal.pgen.1004160.
*3-5　低脂肪食の脂肪減少効果文献
"Calorie for Calorie, Dietary Fat Restriction Results in More Body Fat Loss than Carbohydrate Restriction in People with Obesity", Kevin D. *et al.*, *Cell Metabolism* Volume 22, Issue 3, pp.427-436, 1 September 2015, doi: 10.1016/j.cmet.2015.07.021.
*3-6　低炭水化物食による死亡率上昇文献
"Low-Carbohydrate Diets and All-Cause Mortality: A Systematic Review and Meta-Analysis of Observational Studies", Noto H. *et al.*, *PLoS ONE*, Jan 25; 2013; 8(1): e55030. doi: 10.1371/journal.pone.0055030.
*3-7　『科学的根拠に基づく糖尿病診療ガイドライン2013』日本糖尿病学会
*3-8　アジアの伝統食とインスリン抵抗性文献
"Improvement of Insulin Sensitivity by Isoenergy High Carbohydrate Traditional Asian Diet: A Randomized Controlled Pilot Feasibility Study", Hsu W. C. *et al.*, *PLoS ONE*. 2014 Sep 16; 9(9): e106851, doi: 10.1371/journal.pone.0106851.
*3-9　「生活習慣病における脂肪細胞の意義と大豆たん白質の効果：体脂

参考文献

〈第1章〉

*1-1　HIV感染の遺伝的素因文献
"Homozygous defect in HIV-1 coreceptor accounts for resistance of some multiply-exposed individuals to HIV-1 infection", Liu R. *et al., Cell,* 1996; 86: 367-377.
*1-2　結核感受性遺伝子文献
"Susceptibility to tuberculosis is associated with variants in the ASAP1 gene encoding a regulator of dendritic cell migration", Curtis J. *et al., Nature Genetics,* 2015 May; 47(5): 523-7. doi: 10.1038/ng.3248.
*1-3　環境要因とエピジェネティクス総説
"Environmental epigenomics and disease susceptibility", Randy L. Jirtle and Michael K. Skinner, *Nature Reviews Genetics* 8, 253-262 (April 2007) doi: 10.1038/nrg2045.
*1-4「生体の遺伝子発現制御機構であるエピジェネティクス研究の最近の動向」伊藤裕子『科学技術動向』2009年6月号
*1-5　米国保健福祉省ウェブサイト「About the Surgeon General's Family Health History Initiative」
http://www.hhs.gov/programs/prevention-and-wellness/family-health-history/about-family-health-history/index.html
*1-6　米国精密医療構想評論
"A New Initiative on Precision Medicine", Francis S. Collins and Harold Varmus, *N. Engl. J. Med.* (Feb. 26, 2015) doi: 10.1056/NEJMp1500523.
"Precision Medicine-Personalized, Problematic, and Promising", J. Larry Jameson and Dan L. Longo, *N. Engl. J. Med.* (June.4, 2015) doi: 10.1056/NEJMsb1503104.
*1-7　日本人の標準的な遺伝子配列ならびに遺伝子変異文献
"Rare variant discovery by deep whole-genome sequencing of 1,070 Japanese individuals", Nagasaki M. *et al., Nat. Commun.* 2015; 21(6): 8018.
*1-8　国立がん研究センター 社会と健康研究センターウェブサイト「多目的コホート研究（JPHC Study）」「科学的根拠に基づく発がん性・がん予防効果の評価とがん予防ガイドライン提言に関する研究」「サンパウロ日系人研究」
http://epi.ncc.go.jp/

〈第2章〉

*2-1『Introduction to the Biology of Marine Life』James L. Sumich and John F. Morrissey (Jones & Bartlett Pub.).
*2-2　白筋の合成にかかわる遺伝子文献
"Loss of ACTN3 gene function alters mouse muscle metabolism and shows evidence of positive selection in humans", MacArthur D. G. *et al., Nature Genetics* 39, 1261-1265 (2007).

さくいん

さくいん

N.D.C.491　238p　18cm

ブルーバックス　B-1997

欧米人《おうべいじん》とはこんなに違《ちが》った　日本人《にほんじん》の「体質《たいしつ》」

科学的事実が教える正しいがん・生活習慣病予防

2016年12月20日　第1刷発行

著者　奥田昌子《おくだまさこ》

発行者　鈴木　哲

発行所　株式会社講談社

〒112-8001 東京都文京区音羽2-12-21

電話　出版　03-5395-3524

販売　03-5395-4415

業務　03-5395-3615

印刷所　（本文印刷）豊国印刷株式会社

（カバー表紙印刷）信毎書籍印刷株式会社

製本所　株式会社国宝社

定価はカバーに表示してあります。

ISBN978−4−06−257997−1

発刊のことば

科学をあなたのポケットに

二十世紀最大の特色は、それが科学時代であるということです。科学は日に日に進歩を続け、止まるところを知りません。ひと昔前の夢物語もどんどん現実化しており、今やわれわれの生活のすべてが、科学によってゆり動かされているといっても過言ではないでしょう。

そのような背景を考えれば、学者や学生はもちろん、産業人も、セールスマンも、ジャーナリストも、家庭の主婦も、みんなが科学を知らなければ、時代の流れに逆らうことになるでしょう。

ブルーバックス発刊の意義と必然性はそこにあります。このシリーズは、読む人に科学的に物を考える習慣と、科学的に物を見る目を養っていただくことを最大の目標にしています。そのためには、単に原理や法則の解説に終始するのではなくて、政治や経済など、社会科学や人文科学にも関連させて、広い視野から問題を追究していきます。科学はむずかしいという先入観を改める表現と構成、それも類書にないブルーバックスの特色であると信じます。

一九六三年九月　　野間省一